Dʳ J. ESCOUBE

DE LA FACULTÉ DE MÉDECINE DE PARIS

La Jalousie morbide
des Alcooliques

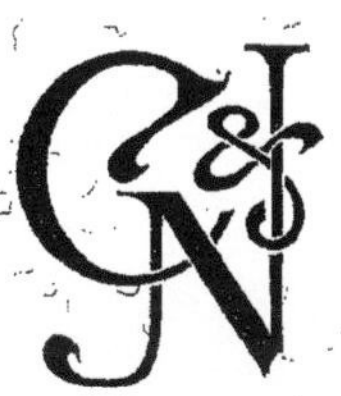

PARIS

GEORGES CARRÉ ET C. NAUD, ÉDITEURS

3, RUE RACINE, 3

—

1899

Dr J. ESCOUBE
DE LA FACULTÉ DE MÉDECINE DE PARIS

La Jalousie morbide des Alcooliques

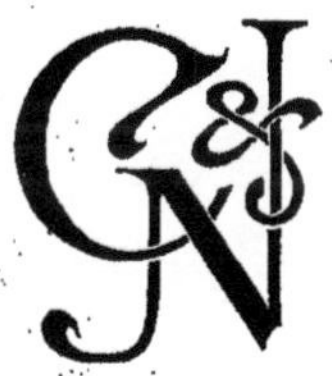

PARIS

GEORGES CARRÉ ET C. NAUD, ÉDITEURS

3, RUE RACINE, 3

—

1899

A

LA CHÈRE MÉMOIRE

DE MON EXQUISE GRAND'MÈRE

A MON PÈRE,

MA MÈRE,

MON FRÈRE

Très faible hommage de reconnaissance filiale
et d'affection profondes.

A MON PRÉSIDENT DE THÈSE

M. LE PROFESSEUR JOFFROY

PROFESSEUR DE LA CLINIQUE DE MÉDECINE MENTALE
MÉDECIN DE L'ASILE SAINTE-ANNE
CHEVALIER DE LA LÉGION D'HONNEUR

INTRODUCTION

Sous le nom de jalousie morbide des alcooliques, nous nous proposons ici de contribuer à l'étude d'une manifestation pathologique trop souvent redoutable quant à ses conséquences, et qui est susceptible, dans certains cas, de prendre un assez grand développement pour constituer une véritable variété clinique du délire de persécution.

La question nous a paru non seulement pleine d'intérêt et d'utilité, mais encore d'actualité au moment où l'alcoolisme préoccupe à juste titre le monde savant et même le Parlement. Mettre en lumière toute l'œuvre néfaste de l'alcool serait un grand bienfait et nous serions heureux d'une contribution personnelle, même très minime.

Avant d'aller plus loin, il nous est particulièrement agréable d'exprimer ici toute notre gratitude à M. le Pr JOFFROY pour son enseignement et pour l'honneur qu'il a bien voulu nous faire en acceptant la présidence de cette thèse.

Nous conservons aussi une vive reconnaissance à nos

maîtres dans les hôpitaux de Paris et de Toulouse pour la part qui leur revient dans notre instruction médicale.

Enfin nous remercions bien sincèrement MM. les Drs ANTHEAUME et DUFOUR, chefs de clinique de la Faculté à l'Asile Sainte-Anne et M. le Dr Paul GARNIER, médecin en chef de l'Infirmerie spéciale du Dépôt de la Préfecture de police, pour les conseils qu'ils nous ont donnés au sujet de ce travail.

DÉFINITION ET HISTORIQUE

La jalousie n'est pas une et indivisible.; il y a bien des manières d'être jaloux et M. Paul Bourget dans sa « Physiologie de l'Amour moderne » donne une classification et des analyses très finement nuancées des diverses jalousies.

Notre étude sera très nettement fixée ; nous nous occuperons de la jalousie sexuelle et de ses manifestations *morbides* dans l'alcoolisme.

Bref, nous aurons en vue : *la jalousie morbide des alcooliques*

Cette modalité de dérèglement, mental et moral, est seule, en effet, une maladie. Toutefois on peut dire, peut-être sans exagération, que la jalousie ordinaire, banale, dont les hommes supérieurs sont souvent atteints et qui fait dire d'une manière simpliste de quelqu'un : « Il est jaloux », cette jalousie est déjà un stigmate de dégénérescence et jusqu'à un certain point un signe de régression.

Qu'entend-on d'abord par la jalousie sexuelle ?

« Celui qui imagine que la femme qu'il aime se prostitue à un autre ne s'attriste pas seulement de l'obstacle que cette infidélité peut dresser contre sa passion à lui, mais il est forcé d'unir à l'image de ce qu'il aime, l'image du sexe et des excrétions d'un autre. A cette vue il prend cette femme en haine et c'est *la jalousie qui consiste en un trouble de l'âme obligée d'aimer et de haïr à la fois le même objet* ». Baruch de Spinosa mettait ainsi en « formule très nette » la jalousie sexuelle. On n'a jamais depuis mieux défini.

Cependant il est une autre définition succincte mais qui peut merveilleusement s'appliquer à la jalousie des alcooliques, à la jalousie morbide. P. Bourget a écrit : « La jalousie des sens se distingue de toutes les autres par ce signe *qu'elle procède par accès, comme les images qui la suscitent. C'est une aliénation intermittente* ». C'est en quelques mots tout un tableau de la folie jalouse des buveurs, des dégénérés, avec, même dans le cas spécial qui nous occupe, l'appoint fourni par l'alcool, en images hallucinatoires ou en autres fictions et même avec la réaction qui en résulte, l'accès, l'aliénation intermittente, comme dit Bourget.

La jalousie morbide des alcooliques avait déjà souvent attiré l'attention des observateurs. A notre époque où l'alcoolisme sévit avec une telle fureur, et où par conséquent nombre de maîtres ont pris contre lui l'offensive, M. le Pr Joffroy, MM. les Drs Magnan, Garnier, Marandon de Montyel et beaucoup d'autres non moins autorisés ont, au cours d'études et de leçons nombreuses, parlé de la jalousie morbide. Déjà, comme le dit M. le Dr Cololian, dans sa thèse, le délire de jalousie avait été démontré et étudié par Marcel, Cullerre, Cohen, Caspere, Liman, Nasse,

Schafer, Schüle, Battier et Iscovesco, et surtout par Krafft-Ebing qui est revenu à plusieurs reprises et très fermement sur la question.

M. le Dr Cololian a, lui-même, au cours de son étude sur les alcooliques persécutés, dû donner une mention à cet état pathologique qui n'est qu'une variété de persécution. Il se trouve en effet souvent mêlé à toutes les manifestations obsédantes chez les alcooliques et l'on doit parfois insister et le rechercher dans des cas où il passerait inaperçu à un examen même sérieux et soigné.

Dans d'autres cas il domine la scène et à lui seul a pris tant de développement qu'il fait la maladie à peu près complète du sujet.

OBSERVATIONS (1)

OBSERVATION I (Inédite)

(Service de M. le Pr JOFFROY, à l'Asile Sainte-Anne.)

Prosper S..., 63 ans, employé de commerce.

A son entrée dans le service, le 9 septembre 1898, a donné lieu aux certificats suivants :

16 *juin* 1894. — Alcoolisme chronique avec dépression mélancolique. Accès d'excitation. Violences envers sa femme et ses enfants. Tremblement. Insomnie.

Signé : Dr Paul GARNIER.

17 *juin* 1894. — Alcoolisme chronique avec altération des facultés morales et affectives. Jalousie morbide. Idées de suicide. Cauchemars. Fugues fréquentes. Tremblement.

Signé : Dr PACTET.

Sortie le 6 août 1896.

Deuxième entrée.

5 *septembre* 1898. — Est atteint de troubles mentaux actuel-

---

(1) Les observations I, II, III, IV, recueillies dans le service de M. le Pr JOFFROY, sont dues à l'obligeance de M. le Dr ANTHEAUME ; les observations V et VI, même service, sont dues à l'obligeance de MM. les Drs DUFOUR, ROGUES DE FURSAC et à M. l'interne DIDE. Les observations VII, VIII, IX et X sont dues à M. le Dr Cololian ; XI et XII reviennent à M. le Dr ICOVESCO ; XIII a été prise à l'hôpital Saint-Antoine.

lement caractérisés par des préoccupations hypocondriaques, des fugues, des vertiges, une émotivité exagérée, des cauchemars, tremblements et crampes dans les jambes ; appoint éthylique.

Signé : Dr Boissier.

9 *septembre* 1898. — Alcoolisme chronique avec dépression mélancolique.

Signé : Dr Antheaume.

Sortie le 18 septembre 1898.

Antécédents héréditaires. — Père mort à 65 ans, buvait un peu.

Mère morte à 70 ans, en enfance. Tremblait beaucoup.

Le malade a 3 fils, âgés respectivement de 28 ans, 26 ans, 24 ans.

Renseignements de sa femme. — Elle est mariée depuis 28 ans et depuis qu'elle le connaît, il fait des excès de boissons.

Presque tous les jours il était gris.

Il emprunte de l'argent, sans le dire à sa femme, pour satisfaire sa passion pour l'alcool.

De tout temps il a été sujet à des périodes de dépression qui duraient quelques jours et pendant lesquelles il ne parlait presque pas.

Depuis longtemps déjà il se plaint d'avoir des cauchemars. (Chute dans l'eau, dans des précipices, des chiens couraient après lui, il avalait des épingles).

Il a toujours été très jaloux. Il a rendu sa femme très malheureuse avec sa jalousie. Il lui faisait des scènes à chaque instant, lui reprochant d'avoir des amants et trouvant des indices de son infidélité dans les faits les plus insignifiants. Il fouillait tous les coins de l'appartement pour s'assurer qu'il n'y avait pas quelque amant de sa femme. Un chiffon de papier trouvé à terre était une lettre qu'elle avait reçue et qu'elle avait déchirée.

Depuis 18 mois (octobre 1892) il faisait des fugues fréquentes.

Il quittait son domicile pour aller vagabonder, buvant chaque fois qu'il en trouvait l'occasion, couchant sur les bancs. Il restait huit ou quinze jours sans donner de ses nouvelles.

Quand sa femme lui faisait des reproches, parce qu'il empruntait de l'argent pour boire, il lui disait : « Que veux-tu que j'y fasse, c'est plus fort que moi, je ne me corrigerai jamais ». Il a dépensé ainsi tout ce qu'il possédait ; sa femme s'attend à ce qu'on vienne saisir son mobilier.

A différentes reprises il a eu des idées de suicide, il y a un an environ, il est rentré chez lui, le visage tout ensanglanté, les vêtements en désordre et il a dit à sa femme qu'il avait voulu se faire écraser par le train, mais qu'il avait manqué son coup.

Renseignements du malade. — Il ne s'explique pas pourquoi sa femme l'a fait conduire à Sainte-Anne.

Depuis huit mois environ la discorde régnait dans son ménage, à cause de la présence de sa belle-sœur qui prenait ses repas chez lui et qui avait à la maison plus d'autorité qu'il n'était convenable.

Il reproche à sa belle-sœur d'être trop autoritaire, de lui avoir conseillé de faire scandale dans la rue pour le faire arrêter et le faire passer pour fou.

A quatre ou cinq reprises, il s'est absenté pendant plusieurs jours sans prévenir personne, il faisait ses fugues, dit-il, parce qu'il n'était pas heureux et était contrarié de voir ce qui se passait chez lui.

Il avait aussi à chaque instant des discussions avec ses enfants qui soutenaient leur tante.

Il reconnaît que depuis un an, en raison des contrariétés qu'il avait, il s'est laissé aller à boire, mais il fait remarquer qu'il n'a jamais bu au point de se griser et que quelqu'un s'en aperçoive.

Il dit aussi qu'il était parfois dans un état de surexcitation assez vive et cette surexcitation était provoquée par des ennuis domestiques et par des dettes qu'il avait contractées pendant ses fugues et qu'il se trouvait dans l'impossibilité d'acquitter.

Il nie avoir jamais exercé de violences envers sa femme et ses enfants.

Depuis un an il dort mal parce qu'il songeait constamment au moyen de sortir de la situation dans laquelle il se trouvait.

Il dit n'avoir jamais eu de cauchemars.

Il ne paraît pas avoir eu d'hallucinations.

Il est d'un naturel très jaloux, il prétend que maintenant il ne l'est plus. Il reconnaît qu'il a tourmenté autrefois sa femme avec sa jalousie.

Tremblement très marqué des mains et de la langue.

Dyspepsie il y a 12 ou 15 ans ; a dû aller passer quelque temps à la campagne pour se guérir.

Pituites le matin ; aigreurs d'estomac.

1er *janvier* 1895. — Calme. Travaille à l'Admission.

Il dort très bien la nuit.

Ne demande pas à sortir de l'Asile.

OBSERVATION II (Inédite)

(Service de M. le Pr JOFFROY, à l'Asile Sainte-Anne.)

A... Jean, 39 ans, mécanicien. A son entrée dans le service a donné lieu aux certificats suivants :

3 *août* 1898. — Débilité mentale avec accidents aigus d'alcoolisme. Divagations. Prédominance d'idées de persécution. Hallucinations auditives et visuelles. Troubles de la sensibilité générale. Insomnie. Apparition de flammes. Violences envers sa femme. Menaces de mort envers un cordonnier qui, dit-il, l'électrise. Sa femme l'empoisonne. Tremblement des mains.

Signé : Dr LEGRAS.

4 *août* 1898. — Dégénérescence mentale avec idées délirantes de persécution. Accuse sa femme de le tromper sans cesse ; se plaint d'un cordonnier qui l'électrise et l'injurie la nuit durant des heures entières. Hallucinations auditives verbales et visuelles. Appoint alcoolique.

Signé : Dr ANTHEAUME.

18 *août* 1898. — Dégénérescence mentale avec idées de persé-cution. Idée de jalousie morbide envers sa femme. Hallucination auditive en voie de déclivité.

A maintenir.

Signé : Dr Antheaume.

Sortie le 19 novembre 1898.

Antécédents héréditaires. — Père mort à 86 ans, buvait un peu.

Pas de maladies nerveuses ni mentales dans la famille.

Antécédents personnels. — Pas de maladies dans l'enfance ; intelligence normale.

Il y a 4 ans, a subi l'opération d'un varicocèle et, vers la même époque, un point de côté avec toux l'a retenu pendant un mois à l'hôpital.

« J'ai toujours été un peu persécuté », nous dit le malade. Son père aurait subi une condamnation et, à cause de cela, on le regardait de travers, on cherchait à le repousser.

Depuis une dizaine d'années, il est persécuté par son beau-frère et sa sœur. « Son beau-frère est une canaille qui cherche à le mettre dans des affaires véreuses. Il cherche à lui faire perdre sa place en indisposant contre lui les patrons et les camarades ». Ce même beau-frère cherche à attirer chez lui ses enfants pour en abuser et en trafiquer.

Jean A... manifeste des idées de jalousie très caractérisées : « Sa femme se conduit mal. Elle le trompe, et se met du côté de ses ennemis ». Cependant, ajoute-t-il, « c'est une bonne mère de famille ». Sa femme a des rapports sexuels avec ses propres en-fants et le malade l'a surprise, il y a 7 ans, couchée avec son propre frère (le frère de sa femme). Il s'ensuit des scènes très violentes.

On agit sur lui, surtout quand il est endormi.

Il entend frapper au-dessus de sa chambre pendant des nuits entières. Une voisine chante pour l'empêcher de dormir. On lui fait des menaces. Quand il forme le projet d'aller se plaindre, une voix lui dit : « Eh bien ! essayes-y ! »

Pendant son sommeil, le malade a entendu une voix qui lui demandait son opinion sur Dreyfus.

Également pendant le sommeil, visions de scènes entières très compliquées. Le malade se trouve dans un. désert, il voit défiler des animaux, puis il est conduit par des curés près d'une machine, etc.

Visions obscènes : parties génitales de femme.

Sensations de pression sur les organes génitaux.

On lui presse sur les testicules, on le masturbe la nuit. Une fois il s'est réveillé le pantalon ouvert et la verge dehors. Évidemment c'est quelqu'un qui a agi sur lui.

Tous ces rêves sont pour le malade le résultat des machinations de son beau-frère et de sa sœur.

Ses aliments sentent la viande pourrie.

On lui fait sentir de mauvaises odeurs.

On le brûle avec l'électricité.

Depuis qu'il est dans le service le malade n'éprouve plus aucune de ces sensations, mais il est toujours convaincu de la réalité de celles qu'il éprouvait auparavant.

Mémoire des faits, bonne, d'après le malade. Il raconte en effet avec force détails et sans hésiter différents événements de son existence.

Instruction faible. Fait difficilement une multiplication.

Prétend être un excellent mécanicien. D'ailleurs quelques idées de grandeur. Il travaille pour le bien du peuple ou plutôt il aspire à faire le bien. Les discours du malade à ce sujet ne sont pas très clairs.

Émotivité. — Parole un peu difficile, quelques accrocs que le malade met lui-même sur le compte de l'émotion.

État physique. — Avant son entrée, depuis plusieurs années, sujet à des troubles gastriques.

Soif intense le matin au réveil.

Anorexie.

Actuellement tous ces phénomènes gastriques se sont amendés.

Alcoolisme. — Prétend avoir été sobre jusqu'à ces 4 ou 5 dernières années. Depuis cette époque, il a commencé à boire du vin en assez grande quantité. Il y a deux ans, s'est mis à boire davantage du vin, assez souvent une goutte le matin, une absinthe. La quantité de vin n'aurait pas dépassé un litre ? « Je cherchais une consolation contre mes persécuteurs, dit le malade ».

Motilité. — Prétend à un moment donné avoir éprouvé une grande faiblesse dans le côté gauche.

Appareils digestif, respiratoire, circulatoire normaux.

Voûte palatine un peu ogivale.

Légère asymétrie faciale.

Observation III (Inédite)

(Service de M. le Pr Joffroy, à l'Asile Sainte-Anne.)

L... Auguste, 32 ans, marchand de beurre.

A son entrée dans le service le 30 juin 1899, a donné lieu aux certificats suivants :

1re entrée (d'office). 1er *juillet* 1897. — Alcoolisme chronique avec accidents subaigus. Accès de violence et parfois de véritable fureur homicide. Scène désordonnée à son domicile. Tremblement généralisé. Déjà traité dans un asile privé, d'où il est sorti il y a 15 jours environ.

Signé : Dr Paul GARNIER.

2 *juillet* 1897. — Est atteint d'alcoolisme, violente agitation avec menaces envers son entourage à la suite d'abus de boissons. Tremblement des mains.

Signé : Dr MAGNAN.

Transféré à Ville-Évrard.

2e entrée (d'office), 16 *novembre* 1898. — Délire alcoolique, illusions et hallucinations, état aigu ; gesticulation désordonnée, zoopsie, insomnie.

Signé : Dr GARNIER.

17 *novembre* 1898. — Est atteint de délire alcoolique avec hallucinations multiples et pénibles, craintes, frayeurs, insomnie.

Signé : Dr MAGNAN.

Transféré à Ville-Évrard et évadé.

3e entrée (d'office). 10 *janvier* 1899. — Absinthisme et attaques épileptiques sous cette influence. Accès de délire, insomnie, tremblement. Évadé depuis 15 jours de Ville-Évrard.

Signé : Dr GARNIER.

11 *janvier* 1899. — Est atteint d'alcoolisme ; hallucinations en voie de décroissance ; tremblement des mains.

Signé : Dr MAGNAN.

Transféré à Ville-Évrard.

4e entrée (volontaire), 10 *juillet* 1899. — Est atteint d'alcoolisme chronique avec accès subaigu, cauchemars nocturnes avec zoopsie, hallucinations visuelles terrifiantes (vue d'ennemis qui vont l'assassiner), rêves professionnels, etc. Tremblement généralisé ; ce malade porte aux mains les traces de blessures récentes qu'il dit occasionnées par un accès épileptiforme ; depuis deux ans, sous l'influence de grands abus d'absinthe (8 absinthes par jour) serait sujet par intervalles à des accès convulsifs avec perte de conscience et absence d'aura, accès paraissant de nature épileptique.

Signé : Dr ANTHEAUME.

15 *juillet* 1899. — Est atteint d'alcoolisme chronique avec accidents mentaux en voie de déclin. Tremblement.

Signé : Dr ANTHEAUME.

Antécédents héréditaires. — Père alcoolique.
Antécédents personnels. — Très alcoolique depuis 5 ans.
Excès d'absinthe depuis 5 ans.

Il y a 2 ans, perte de connaissance étant couché, dont il n'a gardé aucun souvenir.

ESCOUBE.   2

Depuis a eu 5 ou 6 pertes de connaissance.

Le malade ne sait pas si dans ces moments il a des mouvements convulsifs. Il n'a ni incontinence d'urine ni morsure de la langue. Avant la perte de connaissance, le malade éprouve du mal à la tête et il lui semble que tout tourne autour de lui.

Entré déjà 3 fois à Sainte-Anne pour du délire alcoolique.

Scènes de jalousie. — Lorsqu'on vient le voir au parloir, le malade fait des scènes très violentes de jalousie à sa femme. Il l'accuse d'avoir pris plusieurs amants et paraît tout à fait surexcité et indigné de la conduite qu'il retrace mais qui est purement imaginaire.

Observation IV (Inédite).

(Service de M. le Pr Joffroy, à l'Asile Sainte-Anne.)

L... Pierre, 64 ans, scieur de pierre.

A son entrée dans le service le 18 mai 1899 a donné lieu aux certificats suivants:

9 *mai* 1899. — Alcoolique chronique, affaiblissement intellectuel, divagation incohérente, inconscience, hallucinations visuelles, turbulence nocturne.

Tentative de strangulation sur sa femme.

A passé par une fenêtre pour échapper à des ennemis qu'il croyait lancés à sa poursuite.

Signé : Dr Legras.

10 *mai* 1899. — Est atteint d'alcoolisme chronique, affaiblissement des facultés mentales, hallucinations multiples, pénibles, idées de persécution, excitation et violences, fuite par la fenêtre.

Signé : Dr Magnan.

24 *mai* 1899. — Alcoolisme avec affaiblissement intellectuel, embarras marqué de la parole, tremblement fibrillaire au moment de l'élocution, excitation par intervalles.

Signé : Dr Antheaume.

État physique. — L... Pierre est un homme âgé de 64 ans et qui porte bien cet âge.

Quand il se présente pour être examiné, on est d'abord frappé par son habitus extérieur et sa tenue.

La tenue est chez lui extrêmement négligée, les vêtements sont en désordre, le pantalon mal fixé laisse sortir le chemise de tous côtés ; le malade est très débraillé et ne paraît avoir aucun souci ni des convenances, ni d'être correctement vêtu. L'ensemble de la toilette, très négligée, dénote *a priori* une profonde indifférence de ce côté et un affaiblissement marqué des facultés intellectuelles. La même impression résulte de l'examen du malade au point de vue du faciès ; la physionomie ne manifeste aucune expression intellectuelle et paraît morne, indifférente au repos ; quand elle s'anime dans l'élocution, elle n'arrive pas à exprimer l'intelligence ; mais on constate alors des troubles fonctionnels du côté des muscles de la face et de la parole sur lesquels nous aurons à revenir. A noter que le malade quand il entre dans le cabinet du médecin, marche à petits pas, en traînant les pieds.

L'examen physique donne les renseignements suivants en ce qui concerne la face :

Au point de vue oculaire :

Œil droit. — Muscles extrinsèques normaux. Pupilles de forme et de grandeur normales.

Réflexes lumineux et accommodatifs conservés.

Fond d'œil normal.

Œil gauche. — Atrophié par suite de traumatisme ancien.

La peau du visage présente surtout à la région frontale des rides très accusées qui donnent, jointes à la négligence des soins de propreté pour la moustache et la barbe, un aspect de sénilité très accusé au faciès de cet homme.

Au repos, en dehors de l'atonie du masque on ne constate ni asymétrie faciale, ni tremblement fibrillaire des muscles de la face.

Il n'en est plus de même dans les mouvements intentionnels, et surtout au moment de l'élocution. On constate alors un léger tremblement fibrillaire surtout évident par intervalles au niveau des lèvres et surtout de la lèvre inférieure qui est la plus accessible à l'examen visuel il est vrai ; et des troubles de la parole très accentués.

Ces troubles de la parole très apparents sont bien mis en évidence dans le langage spontané et par la répétition des différents mots d'épreuve. On constate qu'ils consistent surtout dans de l'hésitation de la parole, dans de la lenteur de la prononciation ; le malade donne souvent l'impression de parler comme s'il avait de la bouillie dans la bouche, sa parole n'est pas scandée, elle est traînante et l'élément démentiel n'est que peu mis ici en évidence car le malade répète à peu près entièrement les mots longs comme : anticonstitutionnellement, par exemple.

La langue est petite, recouverte d'un enduit blanchâtre, mais ne présente ni déviation, ni tremblement.

L'examen de la cavité buccale ne dénote rien de particulier concernant la luette ou le voile du palais ; la voûte palatine est ogivale ; les dents sont absentes et il n'en reste que quelques unes aux deux maxillaires ; encore sont-elles entièrement déchaussées et prêtes à tomber bientôt.

La face présente des troubles circulatoires, varicosités notamment qui font penser à de l'alcoolisme ancien chez cet homme.

L'examen du tronc et des membres donne les renseignements suivants :

Au point de vue de la motricité, affaissement général du malade lorsqu'il est assis et diminution générale de la force musculaire, mais quand on se fait serrer les poignets par le malade on constate une conservation encore assez grande (au début de l'expérience) de l'énergie musculaire ; le malade marche à petits pas en traînant les pieds. Réflexes patellaires conservés. Pas de signe de Romberg. S'asseoit, se lève, marche assez rapidement au commandement.

Au point de vue de la sensibilité, conservation de la sensibilité au toucher, au froid, à la douleur, réactions non retardées. En somme, du côté de la motricité et de la sensibilité rien qui autorise à penser par ce procédé d'examen à une lésion cérébrale localisée chez cet affaibli intellectuel.

Appareil respiratoire. — A l'auscultation : respiration normale, 17 par minute.

Appareil circulatoire. — Rien du côté du cœur, le pouls est rapide et l'artère radiale gauche est un peu dure, elle donne la sensation d'une artère présentant au point de vue circulatoire de l'hypertension, mais pas aussi athéromateuse que porterait à le croire l'examen du malade.

Urine sans albumine ni sucre. Le malade s'alimente bien mais mange salement. Pas de troubles digestifs actuellement. Pas de gâtisme.

Au point de vue dégénératif ; oreilles très développées, asymétriques, la droite notamment est insuffisamment ourlée et présente le tubercule de Darwin très développé.

Examen psychique. — Le malade se croit au mois de septembre 1899 ou 2000.

Il croit avoir 66 ans, puis 65. Tantôt il est né en 1835, tantôt en 1831.

Il ne sait où il est ici. Ce n'est pas un hôpital. Ce n'est pas une prison non plus. Enfin il ne sait pas.

Se croit ici depuis une heure. Il a couché chez lui à Montagu et il est venu ce matin. Il n'a pas encore mangé ici. (En réalité, il est dans le service depuis plus de 15 jours.)

Le malade n'y voit pas suffisamment pour faire de calculs écrits, cependant il a conservé un souvenir exact de la table de multiplication.

Le malade présente des idées de persécution et de jalousie. Il se rappelle avoir voulu étrangler sa femme « parce qu'elle lui avait fait des misères, elle couchait avec un nommé Georges C... tailleur de pierre, et cela ne lui convenait pas ».

L... a eu des hallucinations de la vue. Il se rappelle avoir vu un homme avec un fusil qui a voulu le tuer, et, pour se sauver, il a été obligé de sauter par la fenêtre. Il est tombé du premier étage, mais ne s'est pas fait de mal. Il y a 20 ans de cela.

Il entend le jour et la nuit des voix qui l'appellent : « Chameau, chameau à deux bosses ». Parmi ces voix il y avait celle d'un nommé B... « Mais il l'a passé au bout de son fusil à trois coups ». Il allait à la chasse au sanglier au Vésinet avec son fusil à trois coups. Il en a tué beaucoup. Il en a deux empaillés dans sa cave.

Il est très riche. Il a 40,000 francs. Il a 10 maisons, à Saint-Germain-en-Laye. Il a une voiture à 4 places.

Un instant après le malade nous déclare qu'il a 240,000 livres de rente. C'est sa femme qui gère ça.

Il est très bien portant, plein de vigueur.

Idées de satisfaction puériles : on lui a donné trois beaux choux-fleurs chez un de ses patrons.

Il y a à Chambourcy un homme qui a 19 ans de plus que son père et cela parce qu'il vannait de l'avoine !!!

Il est impossible de faire lire ni écrire le malade. Il s'y refuse, disant, ce qui paraît exact, qu'il ne voit pas assez clair.

OBSERVATION V (Inédite).

(Service de M. le Pr JOFFROY, à l'Aslle Sainte-Anne.)

Désirée C..., 33 ans.

A son entrée dans le service le 22 avril 1898 a donné lieu aux certificats suivants :

21 *avril* 1898 (volontaire). — Est atteinte de délire de persécution ; d'idées mélancoliques avec hallucinations de l'ouïe, chez une alcoolique.

Signé : Dr DUFOUR.

Quinzaine. — Est atteinte d'idées de persécution probablement consécutives à des habitudes d'alcoolisme.

Signé : Dr DUFOUR.

Antécédents héréditaires. — Pas de renseignements du côté paternel.

Mère, 62 ans, bien portante, ne présente rien d'anormal.

La malade a 2 frères et une sœur également bien portants.

Aucun autre membre de la famille n'aurait présenté d'affection nerveuse ou mentale.

Antécédents personnels. — Elle a toujours eu une bonne santé mais s'est montrée depuis son enfance d'un caractère très susceptible.

Elle exerçait la profession de fille de cuisine quand, il y a 7 ans, elle a épousé un ivrogne duquel elle a eu deux enfants : l'un est mort au bout de 1 an de tuberculose ; l'autre, aujourd'hui âgé de 6 ans, a eu des convulsions dans le bas âge.

Depuis son mariage, Désirée C... a contracté des habitudes d'alcoolisme, elle prenait environ 1 litre de vin chaque jour, le matin plusieurs petits verres de rhum ou de kirsch et des apéritifs (absinthe).

Elle dormait mal, avait des cauchemars la nuit ; des pituites, des vomissements le matin. En somme cette malade était alcoolique.

La maladie a débuté il y a 5 mois à l'occasion d'une pneumonie de son enfant. Elle s'est figurée que ce dernier était atteint du croup dont il a guéri, et c'est elle qui a opéré la guérison. Cette idée a passé, mais la malade est devenue peu à peu triste, souvent inquiète, versant parfois d'abondantes larmes, délaissant d'une façon absolue les soins de son ménage. Cependant elle n'a jamais présenté d'idées de suicide et n'a pas voulu tuer ses enfants.

Elle avait des hallucinations de l'ouïe, se figurait que des personnes l'injuriaient, que tout le monde lui en veut. Elle a aussi présenté des hallucinations psycho-motrices verbales, entendant les voix de personnes qui lui parlaient en dedans.

A son entrée dans le service, le 26 avril 1898, la malade est triste, abattue ; illusions et hallucinations multiples : elle croit reconnaître dans un ouvrier vitrier une personne de connaissance ; elle croit que son mari est dans la maison.

7 mai. — La malade dit qu'elle se sent mieux, mais présente toujours des phénomènes hallucinatoires, des phobies.

Elle dit « qu'on pourrait arrêter les idées mauvaises, idées qu'elle a en dedans car on lui parle intérieurement dans le corps ». Tout ce qu'elle touche lui fait peur ; elle a très peur et ne sait pas de quoi.

6 juillet. — Les hallucinations persistent ; elles représentent dans son esprit, des lions, des animaux, des femmes, etc.

7 janvier 1899. — L'état psychique de la malade ne s'est pas amélioré. En entrant dans le cabinet du médecin elle raconte qu'elle a vu son mari en face, à la croisée sur la cour. Il lui a donné à comprendre qu'il viendrait quand on aurait besoin de lui.

La malade ne se dit pas persécutée, mais présente un délire confus, en rapport avec la confusion de ses hallucinations ; malgré les dénégations de la malade on assiste à un délire de persécution dans un cerveau débile.

« On lui cause tout le temps parce qu'elle a de fausses dents. On lui parle pour le convoi de Mac-Mahon, du maréchal Canrobert. C'est Émile Bouvier qui la questionne le plus souvent ». Elle raconte une histoire incohérente où il est question des Invalides, de son enfant, de Sainte-Anne, du capitaine Pierron, du Préfet de le Seine, etc. De tout ce discours il ressort « qu'on lui fait comprendre sa pensée ».

11 janvier. — Depuis un mois la malade manifeste des idées de jalousie extrême.

Pendant qu'elle est ici, son mari la trompe ; il a une autre femme, et elle accuse la fille de la surveillante d'être cette femme.

Ces idées de jalousie ont pris une telle consistance que, quelques jours après, Désirée C... s'est jetée sur la fille de la surveillante, cherchant à l'étrangler parce qu'elle est la maîtresse de son mari. Une autre fois, elle l'a poursuivie, menaçant de lui jeter un verre à la figure. Elle se montre particulièrement sensible à ce qu'elle croit être les infidélités de son mari et ses réactions sont très vives.

Observation VI (Inédite)

(Service de M. le Pr Joffroy, à l'Asile Sainte-Anne.)

T..., femme B..., âgée de 38 ans, épicière, marchande de vins. A son entrée le 22 septembre 1899 a donné lieu aux certificats suivants :

Alcoolisme chronique. — Délire de persécution. — Hallucination du goût, de l'ouïe, de la sensibilité générale. Préoccupations hypocondriaques. Frayeurs. — Insomnie. — Léger tremblement des mains.

Signé : Dr Rueff.

Immédiat. — Est atteinte d'hallucinations de l'ouïe avec idées de persécutions, d'allucinations de la sensibilité générale, du goût. Cette malade a eu des pituites, du tremblement : elle est alcoolique et présente de la jalousie morbide. Elle accuse en plus son mari d'être faible et de la laisser persécuter. Elle est hystérique et sujette à des crises de nerfs.

Signé : Dr Dufour.

Quinzaine. — Est guérie d'un accès d'alcoolisme subaigu avec idées de jalousie, de persécution, hallucination de l'ouïe.

Cette malade peut sortir.

Signé : Dr Dufour.

Antécédents héréditaires. — Mère morte en couches. Père vivant.

Pas d'hérédité névropathique, vésanique ou alcoolique.

Antécédents personnels. — Depuis longtemps la malade dirigeait un débit de vins. Elle buvait deux litres de vin par jour ; le matin elle prenait du rhum, souvent l'apéritif (malaga) et mettait du cognac dans son café.

Il y a plus de deux ans elle a souffert de maux d'estomac, de crampes, de pituites ; elle avait les digestions pénibles et un médecin consulté conseille de supprimer le café et le rhum. La malade obéit et cependant continue à boire du vin.

Depuis longtemps, la femme T... vivait maritalement avec un certain M... ; elle prétend n'avoir pas été jalouse avec lui. Il y a deux ans elle fit la connaissance de B... ; brusquement elle rompt avec M..., son amant, et se marie avec B... Celui-ci présentait auparavant de grandes habitudes d'intempérance favorisées par son nouveau métier. Il boit 5 à 6 absinthes par jour, 2 litres de vin et du rhum. Non seulement il buvait avec des clients mais allait encore au café.

L'affection très vive que porte la femme B... à son mari s'accommode mal de ses absences, elle ne tarde pas à supposer qu'elle est délaissée et s'en donne pour preuves la froideur de mari à son égard. Elle est persuadée « qu'il se fatigue » avec d'autres femmes et se repose près d'elle. Elle passe des hypothèses à la certitude et affirme que son mari, avant son mariage et même depuis, entretient une maîtresse. La femme B... se remet à boire ; sa consommation favorite était le rhum-citron qu'elle se sert à maintes reprises tous les jours. Ses idées de jalousie en sont exagérées d'autant et des scènes perpétuelles rendent très pénible l'existence à ces deux époux tous deux alcooliques.

Des idées de persécution se précisent. La femme B... est persuadée que son mari est entraîné dans la débauche par M..., son ancien amant. Cet individu cherche aussi à lui faire du mal. Il électrise la femme B... ; c'est ainsi qu'il lui a enlevé les ovaires un jour qu'elle était assise sur sa chaise. Une autre fois, comme elle était en voiture, M... est venu par derrière et avec son électricité a manqué de faire chavirer le fiacre. Autour de la femme B... tout le monde parle mal d'elle ; on la traite de « vache, salope, putain ». On a essayé de l'empoisonner avec du vin blanc qui avait un goût horrible, dit-elle. On lui servait une liqueur qui l'affaiblissait et lui faisait perdre la tête (ceci se rapporte sans doute à ses saoûleries).

Dans ces derniers temps son mari s'alcoolise plus que jamais et, dans une crise de délire alcoolique subaigu, comme il est

devenu très violent, il menace sa femme de la tuer. Elle prend
une voiture, pour échapper à une fin certaine, dit-elle, et va au
Dépôt.

Ses discours sont pour le médecin qui l'examine une preuve
suffisante d'un état mental profondément altéré et elle est envoyée
à l'asile Sainte-Anne.

Le matin même son mari avait été arrêté, à son domicile,
pour délire alcoolique aigu avec hyperthermie. Ils arrivent tous
deux à la Clinique des maladies mentales.

Le mari, après son délire, interrogé pour savoir si la jalousie
de sa femme est fondée, avoue sans ambages être un vieil alcoolique mais sans plus : sa femme a toujours été très jalouse, lui
préfère le vin à l'amour.

Une confrontation des deux époux amène des reproches très
vifs à la fois et très timides de la femme jalouse malgré tout encore, le mari a des airs philosophes : « Ç'a toujours été comme
ça, dit-il ».

Observation VII

(Service de M. le Dr Magnan, à l'Asile Sainte-Anne.)

*Excès alcooliques 1893. — Troubles psychiques sensoriels
depuis cette époque; hallucinations visuelles, auditives,
psycho-motrices. — Tentative d'homicide en 1896.*

Jean B..., âgé de 5o ans.

Père mort à l'âge de 48 ans de cirrhose hypertrophique avec
tuberculose. L'ictère se serait déclaré à la suite d'une peur (?).

Pas de maladies nerveuses (?) dans la famille.

Pas de maladie antérieure.

Le malade passe sa jeunesse avec ses parents, il apprend le
métier de boucher, vient à Paris ensuite, fait la campagne de
1870. La guerre finie, il reprend son métier, se marie en 1876 et
s'établit pour son propre compte.

Jusqu'en 1893, il n'y a rien à signaler dans son état; son

ménage est assez heureux, ses affaires, sans être brillantes, sont assez prospères.

A cette époque, 1893, il commence à faire des excès de boissons : auparavant il avait déjà des habitudes alcooliques, prenait de l'amer-cassis chaque matin avec d'autres petits verres, puis du vin pur en mangeant.

C'est au mois de mars 1893 que débute la maladie.

Il avait, dit-il, un dégoût du travail, les nuits ne dormait pas bien, il lui semblait que les dents tombaient.

Un fait assez insolite se passa alors dans son entourage qui fixa la crise. On l'informa qu'un de ses clients, un nommé D..., qui lui déplaisait déjà sans qu'il pût comprendre pourquoi, faisait aller les femmes à des rendez-vous par l'intermédiaire de somnambules. B... ne s'en inquiéta pas d'abord, mais il acquit la certitude que sa femme aussi se rendait aux rendez-vous de D... par le trouble qu'elle laissa voir un jour à certaines questions.

Pour ne rien laisser au hasard, dit-il, il alla consulter une somnambule, qui, sans rien préciser, l'avertit qu'il y avait un grand coupable et l'engagea à porter plainte chez le commissaire. Il le fit aussitôt, et en demeura tranquille une quinzaine de jours.

Ce laps de temps passé, il constata de nouveau que sa femme reprenait ses sorties pour les consacrer sans doute à des rendez-vous avec D... Il retourna chez une seconde somnambule et apprit d'elle que sa femme avait réellement des rendez-vous avec le nommé D...

D..., ayant eu connaissance de la démarche du boucher, conçut une violente haine contre lui et, à la fin de 1893, lui fit communiquer une grave maladie.

Il ressentait, dit-il, comme des aiguilles qui lui traversaient les côtes et allaient jusqu'au cœur, avait des crampes dans les membres et des cauchemars la nuit. Il en serait mort si la brave somnambule qui lui avait fait des révélations ne l'avait sauvegardé.

Malheureusement cette bonne somnambule déménagea et D... continuant à le persécuter, sa femme à le tromper, il eut recours à une troisième somnambule, la femme A...

Un jour, sa femme quittant la maison, l'idée lui prit de la suivre. Il constata ainsi qu'elle allait au-devant de D... qui était caché dans une voiture fermée. Sa femme, s'apercevant qu'elle était suivie, changea de direction, se contentant d'adresser un bonjour discret à son amant. La voiture fermée l'accompagna à distance, B... suivait toujours sa femme, il la vit se rendre chez un avocat; le lendemain il sut qu'elle le consultait pour ouvrir une instance en divorce.

Il a des hallucinations, auxquelles il n'avait d'abord attaché aucune importance. Depuis 1893, en effet, le malade voit parfois des ombres la nuit, dans sa chambre, des fantômes, des animaux.

Il entend, le jour et la nuit, des voix qui lui disent toutes sortes de choses, qui lui répètent ce qu'il a fait, par où il a passé. Ces voix lui viennent du dehors, il ne voit pas les personnes qui lui causent. Quelquefois aussi, il lui semble qu'on lui cause dans l'estomac, des voix sans timbre, des voix « sourdes » qu'il comprend mais n'entend pas. Ces voix prononcent en général des paroles encourageantes. L'une lui dit : « Douleur, retirez-vous ». Il sent aussi remuer sa langue dans sa bouche.

L'acharnement de ses ennemis, de la police secrète d'accord avec eux, le dégoûte de la lutte et le décide à cesser son commerce. Il ferme sa maison sans songer à la vendre et se retire à la campagne (février 1895).

Il y est par moments un peu plus calme, mais il continue à être persécuté. C'est encore à D... et à la somnambule qu'il doit la mort de sa fille toute jeune, survenue après quelques mois de séjour à la campagne.

Le malade, assez vigoureux, ne présente aucun stigmate physique appréciable. Il fait le long récit qui précède avec une conviction qui dénote l'état actif de ses idées délirantes.

Depuis un mois, époque de son arrestation, les persécutions

ont diminué sans prendre fin tout à fait. Il pleure parfois en racontant ses maux, et explique ses larmes par l'influence funeste de la femme A... qui veut ainsi l'empêcher de dévoiler tout ce qu'elle lui a fait. Il prétend n'avoir pas voulu tuer D... mais seulement attirer l'attention de la justice par cette violence; il s'est fait arrêter pour qu'on s'occupe de lui et qu'on lui rende justice.

Avant cet attentat, il avait pensé de tirer sur la femme H... et s'il n'a pas réussi à la rencontrer chez elle, c'est qu'elle a eu probablement recours à sa puissance mystérieuse pour se défendre contre lui.

Pour ce qui est de sa femme, il la croit de connivence avec la somnambule, sans que cette connivence soit peut-être voulue, mais lui étant imposée par des agissements occultes.

L'examen du malade ne décèle aucune idée de grandeur.

Il n'a jamais rien présenté de comitial.

Envoyé à Villejuif trois jours après son entrée.

Les hallucinations le quittent quelque temps après son arrivée à Villejuif, il n'a pas non plus de troubles de la sensibilité générale, mais reste très soupçonneux et persécuté.

Le 5 septembre 1897, son fils ayant entendu qu'on allait le transférer en province, vient le lui dire.

L'idée de ce transfert le tourmente toute la nuit; le lendemain, à 7 heures, il s'évade et se rend directement chez son frère, où, pour se donner du courage, il fait quelques petites libations. Huit jours après son évasion, il est arrêté de nouveau, reconduit à Sainte-Anne, à l'Admission.

Son séjour à Villejuif ne lui a pas enlevé ses idées de persécution. Il existe toujours la même intensité de haine et de jalousie.

Les idées sont toujours les mêmes, remontant à sa vie intérieure, à son internement. C'est la jalousie qui en est la base, le point essentiel, les autres idées de persécution ne font que l'encadrer et complètent le délire de persécution alcoolique de ce dégénéré.

Il reste donc persécuté après neuf mois d'internement en dépit de l'abstinence.

OBSERVATION VIII

(Service de M. le Dʳ Toulouse, à l'Asile de Villejuif.)

Dégénérescence mentale. — Excès alcooliques à 28 ans. — Premiers troubles psychiques en 1893. — Idées de jalousie morbide et de persécution en 1894. — Premier internement. — Hallucinations de l'ouïe les deux fois; absence des hallucinations de la vue.

Mᵐᵉ T... Marie, 41 ans, couturière.

Antécédents héréditaires. — Père mort d'un ictus apoplectiforme, ivrogne; mère exaltée, bizarre, déséquilibrée, alcoolique aussi, morte tuberculeuse. Quatre frères et une sœur, pas de renseignements.

Antécédents personnels. — A l'école jusqu'à l'âge de 11 ans, n'a rien appris. A 11 ans, s'est mise apprentie couturière.

Très vive, coléreuse, d'humeur inégale. Toujours triste, aimait la solitude, n'était pas comme les autres jeunes filles.

Aucune maladie antérieure.

Mariée une première fois à 20 ans, elle a eu une petite fille qui est morte à l'âge de quatre ans, d'une méningite tuberculeuse. Son mari mourut au bout de cinq ans de mariage.

C'est à la suite de cette perte qu'elle commença à boire du rhum tous les matins, pour se consoler, renouvelant même dans la journée.

Mariée une seconde fois, à 28 ans, à un cocher de fiacre, alcoolique. Un jour, cet ivrogne trouve dans sa voiture une somme assez forte; il la garde, recommandant à sa femme de n'en point parler.

Ce fait a lieu à la fin de l'année 1893. Dès ce moment, la femme T... est inquiète, triste, sombre, elle remarque que son mari la trompe et la regarde de travers, de même que la concierge, et les voisins. Elle a des soupçons et comprend que son mari veut se débarrasser d'elle. Son sommeil se trouble de cauchemars, l'appétit se perd, les forces s'en vont, les mains tremblent. Après cette période d'invasion qui dure six mois apparaissent les idées de jalousie, les hallucinations de l'ouïe. Son mari s'accordait avec la concierge et surtout avec une voisine d'en haut, elle ne sait pas s'il a eu des relations avec elle, mais ils étaient bien ensemble. D'ailleurs, depuis deux ans, il n'a eu avec elle-même des relations que très rarement. La locataire montait l'escalier et l'insultait à la porte, son mari était avec cette femme et « je les entendais, elle et mon mari; elle me disait : « descends que je te tue, cochonne, salope », c'était une vie épouvantable. Elle était victime de la méchanceté de sa concierge, parce qu'elle n'avait pas voulu trinquer avec le concierge.

Un jour, elle tombe dans l'escalier et accuse la locataire d'en haut d'en être la cause; elle va la trouver et la bat. Internée sur ces faits, une première fois le 15 juin 1894.

Après quelques jours d'internement, les hallucinations de l'ouïe disparaissent, la malade se calme, tout en restant encore longtemps persuadée que son mari lui en voulait, cherchait à la faire disparaître. Elle lui fait même une fois des récriminations à haute voix au parloir.

Peu avant l'internement, elle avait eu une forte dépression, avait voulu se tuer, mais n'avait jamais essayé d'en finir et n'en avait parlé à personne.

N'a pas eu d'hallucinations de la vue. Au bout de dix-huit mois d'internement, elle est mise en liberté.

A sa sortie, elle ne témoigne à son mari aucune rancune, au contraire; l'ivrogne l'ayant remplacée par une autre femme, Mme J..., elle n'en montre pas de jalousie, en prend son parti. Même de son côté, elle prend un amant, avec lequel elle habite durant quelque temps. Tout va bien d'abord, mais elle recommence à boire, et de nouveaux troubles psychiques et physiques d'alcoolisme font leur apparition.

Internée une deuxième fois, en décembre 1896.

C'est une femme de taille moyenne, grisonnante. Elle parle avec vivacité des misères qu'on lui a faites. Elle ne leur en veut pas, dit-elle, étant bonne personne. « Mon mari a brisé mon existence, je ne lui en veux pas, mais j'aurais dû me venger ».

Quelques jours de repos et d'abstinence ont suffi pour faire disparaître tous les signes d'alcoolisme chronique, les hallucinations de l'ouïe.

Toutefois, au bout de neuf mois d'internement (août 1897) elle reste absolument convaincue que son mari lui en a voulu et a cherché à la faire disparaître. « Je veux bien vous croire, Monsieur, concède-t-elle, mais malheureusement c'est pas vrai, je sais trop bien que mon mari me poursuivait avec les locataires et la concierge; *ah! Monsieur, croyez-moi, c'est vrai* ».

Observation XI

(Service de M. le Dr Magnan, à l'Asile Sainte-Anne.)

Dégénérescence mentale. — Plusieurs séjours dans les asiles depuis 1881 pour alcoolisme chronique ; idées de persécution et de jalousie dès la première entrée. — Affaiblissement considérable des facultés intellectuelles.

G... Théodule, 68 ans, entré dans le service de l'Admission pour la huitième fois le 16 juillet 1897.

C'est un homme petit, maigre, figure ridée à traits calmes ; cause à voix basse, lentement, passant d'une idée à l'autre. Il a étudié les étoiles... il peut arrêter le soleil... Quand il était jeune le bruit du vent l'enthousiasmait. « Oui ma femme me trompait, on voulait me tuer, on cherchait à me faire passer pour fou... » Puis il passe à des idées hypocondriaques ; ses jambes ne fonctionnent plus, son cœur ne bat plus, ah! il est malade.

Il a des cauchemars la nuit, tous les matins il tousse et crache. L'appétit est très mauvais, il a des brûlures. Tremblement des mains.

<table>
<tr><td>Escoube.</td><td>3</td></tr>
</table>

Il paraît avoir quelques hallucinations de l'ouïe mais il ne peut les expliquer, il entend des coups de cloches, des voix basses et ne se souvient pas de ce qu'on lui dit.

Ce vieil alcoolique a été arrêté sur la voie publique, où il divaguait et faisait des extravagances.

Personne n'est venu le voir les quelques jours que nous l'avons eu dans le service, de sorte que nous n'avons pas de renseignements. Mais sur les anciennes observations de son dossier nous trouvons signalées des idées de persécution dès sa première entrée.

Sur la première feuille d'entrée (1881) nous trouvons écrit : « Il semblait *drôle* depuis quelques mois, devenait *jaloux*, croyait que les clients venaient faire de l'œil à sa femme. Perdait le sommeil, parce qu'on le *tourmentait*. Insultait les gens qui venaient dans son café, voulait les empêcher de lire les journaux. On le *regardait de travers* dans la rue. Buvait de l'absinthe pour se redonner des jambes ». D'ailleurs, dès cette époque, le diagnostic porté était celui d'alcoolisme chronique.

Voilà donc un alcoolique chronique qui a des idées de persécution très nettes.

Au bout d'un court séjour à l'admission, il est rendu à sa femme.

Il revient l'année suivante à l'asile (le 29 juin 1882), toujours alcoolisme chronique.

Il avait alors des idées de jalousie « un ami venait chez lui et faisait la cour à sa femme. Il accusait celle-ci d'aller trois ou quatre fois par jour dans les latrines avec un employé de la maison. Il l'accusait aussi de coucher avec un chien ».

En 1883, nouvelle entrée pour « alcoolisme chronique avec affaiblissement des facultés ».

Puis en 1887, le 1er juin, toujours avec le diagnostic « d'alcoolisme chronique avec accidents subaigus, niveau mental affaibli ».

Un an après, il revient encore. On s'aperçoit à chaque entrée que l'intelligence baisse davantage, que le malade devient dément

— 35 —

En 1888, nouvelle entrée, toujours pour alcoolisme chronique,
il est aussi ambitieux.

Il dit avoir étudié le cri de l'oiseau, le bruit du vent, quand
il était jeune, en gardant les moutons ; le bruit du vent l'enthousiasmait ... surtout vers la Toussaint. « C'est le souffle, l'âme de
nos aïeux qui, à mon avis, fait le vent ». Il peut pendant la cani-
cule faire venir l'orage qu'il veut, il a charmé les enfants.

En 1897, au mois de février, le 20, nous le retrouvons à
Sainte-Anne.

Observation X

(Service de M. le Dr Magnan, à l'Asile Sainte-Anne.)

*Alcoolisme chronique depuis 1885. — Premier internement en
1895. — Pas d'idées de persécution. — Deuxième internement
même année, idées de persécution. — Troisième internement
1897, idées de persécution très actives.*

B... Pierre, 52 ans, marchand de vins.

Antécédents héréditaires. — Nuls.

Père mort à 61 ans ; mère vit.

Un frère mort à 38 ans de la fièvre typhoïde ; une sœur morte
en couches.

Antécédents personnels. — Né à terme, a eu une enfance
calme, sans aucune maladie.

A été à l'école à la campagne, mais peu de temps et sans ré-
gularité.

Il a commencé à travailler très jeune, d'abord comme domestique jusqu'à 16 ans, puis comme tailleur de pierre gagnant
bien sa vie. En 1866, il fait son service militaire et au retour reprend son métier. Il était très estimé de son patron et gagnait
jusqu'à 500 francs par mois. Arrive 1870, il part à la guerre, fait
la campagne de la Loire. Il rentre ensuite à Paris, mais ne trouve
plus de travail. Il part à Bruxelles où il trouve un emploi pour
deux ans.

En 1879, il revient à Paris.

En 1881, il se marie. Bientôt les besoins du ménage augmentent, il achète un débit de vins que sa femme gère, tandis que lui travaille aux chantiers (toujours tailleur de pierre), c'est alors qu'il commence à boire avec les clients, le soir ou le matin avant d'aller à l'ouvrage. Jusqu'à ce moment il gagnait bien, mais ayant voulu entreprendre quelques travaux à son compte, il perdit de l'argent. Cela l'attrista et pour se consoler il doubla la consommation de petits verres. Il eut quelques disputes avec sa femme qui lui reprochait l'argent gaspillé. Pourtant ils s'accordaient quand même et en eut cinq enfants dont quatre morts en bas âge, en nourrice à la campagne. Un seul reste, très intelligent et travailleur.

En 1885 il agrandit son débit et, délaissant son acien métier, s'occupe du débit avec sa femme. Depuis, il boit sans cesse avec les clients, en mangeant; il s'alcoolise de jour en jour et présente durant de longues années les signes d'alcoolisme chronique, dyspepsie, pyrosis, anorexie, pituites matinales, crampes et fourmillements dans les membres, tremblements dans les mains. Il continue à boire.

Au commencement de 1890, il devient méfiant, soupçonneux, avertit plusieurs fois sa femme qu'on le regarde de travers, mais il ne sait pas pourquoi. Pas d'idées de jalousie ni de persécution. Néanmoins il continue ses excès. Au mois d'avril 1896, il est pris d'accidents subaigus. Premier internement le 4 avil 1896.

Il avait à cette époque des idées vagues de persécution ; les gens parlent de lui, disent du mal. Il avait des hallucinations de l'ouïe et de la vue, entend des voies injurieuses lui dire des « cochonneries », pas de menaces ni de révélations sur la conduite de sa femme. La nuit il voyait des ombres passer et repasser sur les murs. Tremblement des mains.

L'excitation des premiers jours disparaît vite et le malade dort sans cauchemars.

Sorti au mois de juin, de nouveau il se met à la tête de son débit et se remet à boire. Le mois de juillet lui est fatal, le 14, il boit beaucoup. Dès le lendemain et les jours suivants l'inquiétude le prend et les idées de persécution deviennent plus nettes que la première fois.

Il ne cesse pas de boire et ne dort plus, a des cauchemars aussitôt qu'il ferme les yeux, anorexie. Entend des injures et des menaces.

Second internement le 26 juillet 1896.

En dehors des signes de l'alcoolisme chronique il a cette fois des idées de persécution : « c'est ma femme qui m'a fait interner, je ne suis pas malade, dit-il, je ne bois pas. J'avais bu la première fois, mais pas cette fois-ci. Ma femme s'entend avec les clients et les voisins pour me faire passer pour fou alcoolique. Elle veut se débarrasser de moi ».

Ces idées s'émoussent au bout de quelques mois d'abstinence.

Il est rendu à sa femme en janvier 1897.

Dans les premiers temps de sa sortie, tout allait bien, il ne parlait plus de ses persécutions et était très aimable avec sa femme. Mais de nouveau il boit, et avec la boisson les idées morbides qui sommeillaient renaissent.

Il se méfie des clients, il interroge sa femme : « Pourquoi me regardent-ils tous comme ça ? Ils viennent pour voir si je bois ». Il épiait ce qu'on disait dans la boutique, croyait qu'on parlait de lui.

Nous résumons ici les troubles ressentis avant l'internement : troubles de l'alcoolisme chronique ; crampes, tremblement, anorexie, insomnie, etc..., et les troubles psychiques consécutifs qui tournent toujours autour des idées morbides de jalousie, mais surtout de persécution.

Nous l'avons vu le 5 juin 1897, à son troisième internement.

C'est un homme de taille moyenne, gros, grisonnant, traits inquiets, un peu triste. Pas de signes physiques de dégénérescence. Était d'un caractère égal, d'après les renseignements de sa femme avant ses habitudes alcooliques, ni soupçonneux, ni méfiant.

Depuis qu'il est dans le service il n'a pas changé d'attitude, il est la victime de la haine de sa femme, c'est elle qui est la cause de ses internements, elle s'entend avec les voisins et les locataires pour le faire interner. Il cherche dans la vie de sa femme des actes qu'il puisse reprocher ; ainsi, dans le temps elle lui cachait les lettres de son père ; elle s'est absentée 15 jours « au lieu de deux » pour aller dans le pays pour le débiner. Une fois, il l'a trouvée à minuit dans la boutique avec la bonne et des clients. Était-ce pour le tromper ? Il le croit sans l'affirmer.

Et il continue sur ce ton à chercher dans ses souvenirs les preuves de la culpabilité de sa femme.

Il a eu des hallucinations de l'ouïe, entendant la voix de sa belle-sœur: « il n'est pas méchant homme, disait-elle, laissez-moi le voir ». Celles de son enfant, de sa femme, des voisins qui l'insultaient, lui disaient qu'on allait le mettre à la porte, l'interner.

Il n'a pas eu d'hallucinations de la vue cette fois, la première fois seulement à plusieurs reprises, la nuit il a cru apercevoir l'ombre de sa femme et des spectres de gens inconnus.

Pas de troubles de la sensibilité générale.

Quelques cauchemars la première nuit ; tremblement des deux mains.

A l'examen du cœur, nous trouvons les bruits de la pointe un peu sourds ; le second bruit de la base légèrement claquant.

La radiale est dure, elle bat 78 par minute.

Rien aux poumons.

Le foie déborde de trois travers de doigt le rebord costal.

L'appétit est bon.

Le 7 juin. — Il va mieux, dort bien et mange bien, il n'a pas d'hallucinations. Il n'est pas encore convaincu que c'est l'alcool qui lui donne les troubles mentaux. Il reste persécuté quoique moins activement.

Le 9 juin. — Son état s'améliore, il est calme, le sommeil et l'appétit reviennent, nous arrivons, mais encore avec peine, à lui faire comprendre que sa femme ne lui en veut pas, qu'elle ne l'a jamais poursuivi. Il ne paraît pas convaincu.

Le 12 juin. — Les signes subaigus de l'alcoolisme ont disparu, mais les troubles mentaux persistent, bien que moins actifs ; il ne dit plus rien contre sa femme, mais reste sombre, pensif et méfiant : « C'est possible », répond-il quand nous essayons de le convaincre de la fausseté de ses idées.

Il reste soupçonneux.

Transféré à Ville-Évrard.

Le 24 juillet. — Nous allons le voir. Il travaille ; ses nuits sont bonnes, il dort sans cauchemars. Quant à ses idées de persécution, elles ont complètement disparu. Cependant il reste soupçonneux, méfiant. Le terrain est préparé, le mal est fait, les cellules corticales sont lésées et B... restera soupçonneux longtemps encore.

OBSERVATION XI

(Asile Sainte-Anne.)

Th. M., femme D..., 42 ans sans profession.

Entrée à l'asile de Sainte-Anne, le 22 février 1898, à l'asile de Villejuif le 4 mars de la même année.

Le premier certificat porte comme diagnostic :

Alcoolisme, hallucinations, idées de persécution. Menaces contre les voisins. Excitation passagère. Tremblement des mains. On l'électrise.

Au moment de notre examen, la malade est tranquille. Elle répond facilement à nos questions, donne d'une façon très nette son âge, son nom, le lieu de sa naissance. Elle se rappelle le séjour qu'elle a fait à l'asile de Sainte-Anne et nous dit que, pendant les premières nuits qu'elle y a passées elle n'a pu fermer l'œil à cause des bêtes (chats) et des choses impossibles qu'elle a vues autour de son lit. Ne se rappelle pas si elle a entendu des voix.

Elle se plaint de maux de tête qui durent depuis cinq mois et qui seraient plus prononcés pendant la nuit. L'examen a fait écarter le soupçon de syphilis. Reconnaît avoir bu et nous dit que c'est à la suite d'une plainte qu'elle a adressée au commissaire de police de son quatier contre des voisins qui lui en voulaient et qui ont pénétré dans sa chambre, qu'elle a été internée.

Amenée insensiblement à nous parler de son intérieur elle commence par nous dire que son mari est un alcoolique. Il n'y avait pas entre eux, dit-elle, une similitude de caractère, lui était d'une gaieté qui contrastait avec sa tristesse, que l'état d'ébriété fréquente de son mari continuait à entretenir.

Il manquait souvent d'égards pour elle et toutes les fois qu'il se trouvait en société la négligeait pour faire la cour à d'autres femmes.

Elle ne peut préciser, mais elle est convaincue qu'il la trompe.

Les renseignements recueillis auprès du mari buveur ne donnent pas raison à la malade à l'exception de l'accusation d'alcoolisme.

Il nous dit que toutes les fois qu'il venait voir sa femme elle lui demandait s'il continuait d'entretenir des rapports avec la voisine. Il avait à subir depuis quelque temps des scènes de jalousie de la part de sa femme : l'apparition de ces scènes remonterait à l'époque où sa femme a commencé à boire.

15 juillet. — La malade ne reproche plus à son mari que ses habitudes alcooliques. Elle ne croit pas sincèrement à son infidélité, mais semble un peu réticente à ce sujet.

10 décembre. — La malade ne se rappelle pas avoir dit que son mari courait après d'autres femmes. Il boit, mais peu. Ce qui l'inquiète surtout, c'est de savoir que ses enfants sont confiés aux soins de sa belle-sœur qui n'a jamais été bonne pour elle et qui ne cessait d'exciter dans le temps ses enfants contre elle.

OBSERVATION XII

(Asile Sainte-Anne.)

C. E..., femme C..., âgée de 30 ans, journalière.

Entrée à l'asile de Sainte-Anne le 2 décembre 1898, à l'asil. de Villejuif le 9 décembre même année.

Le premier certificat porte comme diagnostic : alcoolisme

avec accidents subaigus. Hallucinations. La malade peut donner sans hésiter son nom, son âge, le lieu de sa naissance, l'endroit qu'elle habitait en dernier lieu. Tremblement des mains.

Elle se rappelle qu'elle était soignée à l'hôpital pour une bronchite et qu'on l'a conduite de là à l'asile de Sainte-Anne parce qu'elle courait avec son couteau après des femmes qui voulaient l'étrangler.

Elle reconnaît qu'elle avait bu un peu et qu'elle était énervée. Père mort aliéné.

De son passage à l'asile de Sainte-Anne elle se souvient assez bien. On l'a mise en cellule parce qu'elle avait eu pendant la nuit un cauchemar à la suite duquel elle avait commencé à pousser de grands cris.

Pendant plusieurs nuits il lui avait été impossible de fermer les yeux à cause des visions qu'elle avait, elle voyait des singes, des animaux, des brassées d'argent, des femmes qui étaient près d'elle pour l'étrangler et elle cognait dessus. Des voix lui criaient qu'elle était garce, putain. Elle était plus tranquille mais elle avait encore des visions, quoique moins souvent.

Au moment de notre examen la malade se dit depuis deux jours débarrassée de ces visions.

Interrogée sur son intérieur la malade dit qu'elle a quitté son homme parce qu'il était ivrogne et qu'il la battait. Elle s'est enfuie de la maison un jour qu'il voulait la tuer.

Quoique marié, il allait avec d'autres femmes et c'est pour cela qu'il la battait.

Puis il était jaloux, il lui disait qu'elle avait des hommes, ce qui n'était pas vrai.

D'une lettre de sa fille il résulte que le mari est un brave homme et que sa conduite à l'égard de sa femme avait toujours été correcte.

Ayant tenté sur la malade l'expérience de Liepmann après une pression sur les globes oculaires d'environ trente secondes, nous provoquons chez elle la vision de monnaies, de femmes, de gendarmes, dit-elle.

Observation XIII (Inédite)

(Hôpital Saint-Antoine.)

« Extrait du journal *L'Éclair*, du 2 octobre 1899 :

« La rue de Charenton a été hier, vers midi, le théâtre d'un drame dans lequel la jalousie combinée avec l'alcoolisme a fait deux victimes.

« Au n° 221 de cette rue s'était installée, depuis six semaines au 2° étage, une ouvrière mécanicienne, Mme Fanny D... ; elle avait quelques ouvrières avec lesquelles elle fabriquait de menus articles de bimbeloterie. Mère de deux enfants, un garçon de six ans qui habitait avec elle et une jeune fille de seize ans, domiciliée rue de Saintonge, elle avait eu pour amant, pendant trois ans, un ouvrier mécanicien, Désiré M..., âgé de 53 ans et père d'un mauvais sujet qui a été dernièrement arrêté comme faisant partie de la bande des « Casquettes noires ».

« Fatiguée de subir les mauvais traitements de son amant, Mme D... avait abandonné le domicile qu'elle occupait avec lui, rue Édouard-Robert. Elle se croyait débarrassée de lui ; mais il eut vite fait de savoir sa nouvelle adresse et vint habiter à côté d'elle, sur le même palier. Dès lors commença pour la malheureuse femme une existence intenable : chaque fois qu'elle sortait de son logement, elle était grossièrement insultée par M...

« Celui-ci furieux de voir que ses injures ne parvenaient pas à faire sortir de son calme habituel Mme D..., se résolut au crime. Alcoolique invétéré, dès qu'il eut conçu cette idée, il songea à l'exécuter.

« Hier, il se posta sur le palier, un rasoir et un revolver dans les poches de son veston. Lorsque parut Mme D... au retour du marché, il se jeta sur elle, la renversa et se mit à lui trancher la gorge. Le genou appuyé sur la poitrine de sa victime il la maintenait avec une sauvage énergie. Une voisine, témoin de cette scène atroce, fut paralysée par la terreur. Finalement, le bourreau lâcha prise et Mme D..., la gorge horriblement tailladée, descendit jusque dans la cour de la maison. Elle tombe enfin à bout de forces. On s'empressa autour d'elle ; mais il était trop tard ; après avoir prononcé quelques paroles, elle expira. Son cadavre fut placé sur une civière.

« L'assassin s'était d'abord réfugié dans sa chambre. Peu après il revint sur le palier, et tenta de se couper la gorge, mais sa main tremblait. Il prit son revolver et se logea trois balles dans la bouche et au front. Il eut ensuite la force de rentrer chez lui et de se jeter râlant sur son lit.

« Par les soins du commissaire de police, il a été porté à l'hôpital Saint-Antoine. L'entaille qu'il s'est faite au cou n'a pas atteint les carotides, et les balles du revolver n'ont lésé aucune partie vitale, mais son état d'alcoolisme peut amener des complications. Devant le commissaire, il a exprimé le double regret d'avoir tué sa maîtresse et de s'être lui-même manqué ».

Désiré M..., 33 ans, brossier, est le meurtrier, interrogé à l'hôpital Saint-Antoine il nous a fourni les renseignements suivants :

Père mort à 64 ans.

La mère est vivante mais aveugle et d'un cerveau un peu faible. Dans la famille M... ne se souvient pas s'il y a eu des nerveux, des aliénés internés dans des asiles. Il a cinq frères et trois sœurs sur lesquels il ne nous indique rien de particulier.

Personnellement, il a eu la fièvre typhoïde à 25 ans et a été très gravement malade alors. Il n'avait, dit-il, gardé aucune trace de sa maladie qui fut cependant exceptionnellement mauvaise.

Depuis trois ans, sa vie jusque-là, selon lui, ne présentant rien d'intéressant, il vivait avec une femme, Fanny D..., qui était sa maîtresse. M... ne veut pas avouer avoir été brutal avec elle. Il nie aussi être alcoolique tout en nous signalant cependant qu'il boit du vin à chaque repas (1 litre), une absinthe le matin, une le soir, quelquefois deux. Jamais il n'avait été jaloux, dit-il.

Il y a deux mois que sa maîtresse l'avait quitté, sans raison, dit il, en emportant même des objets à lui. Il s'est mis alors à boire davantage pour dissiper son ennui. Il ne pouvait plus dormir, des cauchemars effrayants le terrifiaient pendant la nuit. Il rêvait beaucoup de son métier ; il voyait des bêtes qui se battaient et même, dans la rue, s'il venait à passer dans l'obscurité, parfois il lui a semblé que des animaux sautaient après lui.

Au bout d'un certain temps de son nouvel abus d'alcools, il s'est senti devenir jaloux et plus il est allé, plus il a bu, plus aussi, il l'a remarqué, sa jalousie augmentait sans qu'il pût savoir si elle était justifiée, le faisant songer aux idées de vengeance contre sa maîtresse ou de retour avec elle.

Enfin n'y tenant plus il est allé rue de Charenton et a accompli son forfait comme le raconte le journal cité plus haut.

C'est là, pour nous, un cas de jalousie morbide alcoolique, avec réaction criminelle.

CONSIDÉRATIONS CLINIQUES

Avant d'aborder la pathogénie du délire de jalousie il est nécessaire de résumer brièvement l'aspect clinique que l'on vient de voir dans les précédentes observations.

Les malades que nous avons observés présentent le tableau clinique du délire de persécution et le point principal pour la jalousie morbide est celui signalé par M. le Pr Joffroy, l'absence complète de logique dans ces idées jalouses et une grande ténacité.

La marche de la conception délirante de jalousie est le plus ordinairement chronique ; et si le malade ne s'oriente pas d'une façon catégorique vers la jalousie exclusive, on voit alors un persécuté du type banal de ceux que tous les asiles reçoivent journellement. Si la dissociation a lieu, le malade ne peut presque plus rien penser qui ne se rapporte à son idée dominante, et toutes ses réponses, lorsqu'on l'interroge, tous ses actes, lorsqu'on le surveille, sont tournés vers le motif de ses soupçons.

Mais il peut n'y avoir aussi qu'une jalousie légère et transitoire qui est alors tout au début et le principal signe précurseur du délire de persécution.

Le délire de jalousie est plus accentué, mieux systématisé chez les dégénérés héréditaires que chez les prédisposés simples. Les dégénérés héréditaires ouvrent en général la scène d'emblée par des troubles psychiques, l'alcool venant frapper d'abord et d'un coup sur le cerveau avant que les organes aient eu le temps d'être atteints. Chez les prédisposés simples, abattus seulement par l'alcoolisme chronique, ce sont les troubles physiques qui marquent le début du mal ; viennent ensuite les troubles psychiques.

Des hallucinations nombreuses se produisent chez les jaloux morbides et c'est un fait d'une très grande importance dont nous nous occuperons plus loin. Nous croyons bien faire en citant ici un passage capital de Krafft-Ebing :

« Cette jalousie qui commence à s'établir se produit presque exclusivement par la voie idéatoire (combinatoire) et c'est une manie très stable. Elle est une idée délirante qui fait partie de l'acoolisme même, elle en est le stigmate dans le cadre de ses symptômes psychiques, et son origine est primaire. J'ai rencontré le délire de jalousie chez 80 pour 100 des acooliques mâles qui avaient encore des rapports sexuels. Il apparaît aux stades avancés de l'alcoolisme et, sauf quelques cas rares, comme délire isolé presque monomaniaque.

« Par là même et, par le fait qu'il se produit presque exclusivement par la voie idéatoire (combinatoire) il ne fait pas au premier aspect l'impression d'un délire et même l'examen psychiatrique n'a souvent d'autre moyen que de prendre des renseignements sur la réalité des faits pour savoir si l'on se trouve en présence d'une idée délirante ou d'une réalité.

« Cette manie de la jalousie une fois née est excessivement stable et ce n'est que très exceptionnellement que je l'ai vu disparaître avec la guérison de l'alcoolisme.

« C'est ainsi que s'explique ce fait qu'on la rencontre dans les diverses formes des troubles mentaux aigus et chroniques qui peuvent se développer sur la base de l'alcoolisme.

« Mais elle préexiste toujours à l'explosion de l'aliénation et jamais elle n'est le produit de la psychose épisodique et complicante. Cette idée délirante fait partie de l'alcoolisme, elle en est le stigmate dans le cadre de ses symptômes psychiques et son origine est primaire, je le répète.

« Cependant à l'occasion elle peut s'appuyer et être alimentée par des hallucinations et des illusions dont le sujet correspond au délire. Mais celles-ci n'ont qu'une importance secondaire et n'appartiennent qu'aux périodes d'ivresse, d'émotion et de délire. »

Les troubles fonctionnels et les effets d'une hypocondrie qui peut s'être développée chez un névropathe ajoutent à tous les troubles mentaux du malade et rendent parfois beaucoup plus vives ses réactions.

Ainsi en proie à cet état pathologique les malades peuvent guérir, les prédisposés simples de préférence ; mais lorsque la tare se manifeste par un état de faiblesse psychique congénitale et qu'une psychose se développe chez des individus (les dégénérés héréditaires) qui sont des imbéciles, le pronostic pour le rétablissement du *statu quo ante* est beaucoup plus défavorable que chez les individus qui jouissent de la plénitude de leurs facultés. C'est alors la démence qui est leur fin.

CONSIDÉRATIONS PATHOGÉNIQUES

Nous venons de voir se dérouler les phases principales du délire de la jalousie, mais nous n'avons encore point parlé de son origine, de sa pathogénie, et nous allons essayer de suivre et d'analyser son développement.

On peut, comme pour le délire de persécutions en général, établir plusieurs divisions et considérer avec Magnan et Sérieux :

A. — L'hérédité proprement dite ou terrain morbide.

B. — L'alcool seul amenant une prédisposition mentale.

C. — Les intermédiaires.

Une division qui est préférable est celle fondée sur la notion d'hérédité telle qu'elle est enseignée couramment par M. le Pr Joffroy. On serait alors en présence de deux ordres de faits : dans les uns la jalousie morbide apparaîtrait d'une manière précoce, chez les dégénérés héréditaires, sujets lourdement tarés de par leur origine ; dans les autres il faudrait une intoxication prolongée actionnant une prédisposition latente. Donc au point de vue pathogénique qui nous occupe on aurait :

A. — Les dégénérés héréditaires ;

B. — Les prédisposés simples.

On a étudié la marche de la dégénérescence chez les alcooliques et Morel a conclu que les familles d'alcooliques s'éteignaient à la quatrième génération. Darwin affirme le même fait.

Voici un tableau emprunté à Morel dans son Traité des dégénérescences :

1re Génération : Dépravation morale, *excès alcooliques*.

2e Génération : Ivrognerie, *accès maniaques*, paralysie générale.

3e Génération : *Hypocondrie, mélancolie, tædium vitæ, impulsions à l'assassinat.*

4e Génération : Imbécillité, idiotie, extinction de la famille.

Krafft-Ebing ajoute : « Un fait surprenant, mais démontré par les recherches de Flemming, Ruer, Demeaux, c'est que même les enfants de parents ordinairement sobres sont fortement prédisposés à l'aliénation mentale et aux maladies nerveuses en général si leur procréation a coïncidé avec l'heure fatale de l'ivresse. Cette funeste influence d'interférence peut se faire sentir même dès la naissance sous forme d'imbécillité et d'idiotie congénitale ».

Plutarque avait noté l'influence dégénérative qui résulte de l'intoxication par les boissons alcooliques, témoin ce passage « translaté » du grec en français par Jacques Amyot : « Ceulx qui se veulent approcher de femmes pour engendrer le doibvent faire ou du tout à jeun, avant que d'avoir beu vin, ou pour le moins après en avoir pris bien sobrement. Pour que ceux qui ont été engendrés de pères saouls et yvres *deviennent* ordinairement yvrongnes suyvant ce que Diogènes respondit un jour à un homme débauché : « Pauvre fils, mon amy, ton père t'a engendré étant yvre ».

Les mariages entre consanguins, les maladies épuisantes, le surmenage, les excès vénériens sont de puissants facteurs d'hérédité mentale qui avec un appoint d'alcool sont les meilleures conditions pour le délire alcoolique et la jalousie morbide.

A tous ces facteurs d'hérédité pour le cas spécial qui nous occupe il faut joindre la jalousie des parents ou les tendances primitives du sujet avant son habitude des alcools.

Chez les dégénérés héréditaires, les tarés congénitalement, il suffit bien souvent de peu de chose, d'un abus pas très longtemps continué de l'alcool pour faire éclater les troubles. C'est à eux que s'applique le mot de Garnier : « l'arme était toute chargée et l'alcool en intervenant n'a joué que le rôle du doigt qui presse la détente ».

Et ici, entre parenthèse, on pourrait se demander si les diverses qualités d'alcool n'ont pas une influence plus ou moins caractéristique. Nous ne citerons qu'une seule phrase, l'étude de toutes les questions se rattachant à l'alcool ayant été faite par le Pr Joffroy qui, pour cette question, que nous rappelons en passant, a inspiré à M. le Dr Antheaume sa thèse inaugurale sur la « Toxicité des Alcools ». M. le Dr Antheaume y dit : « Dans les boissons alcooliques fortes, le taux de l'alcool est si considérable par rapport au taux minime des impuretés que l'alcool même le plus pur (éthylique) et le moins toxique *doit*

être surtout incriminé dans le développement de l'alcoolisme ». On peut donc arriver à peu près aussi facilement
à l'alcoolisme avec des produits de choix qu'avec des
alcools inférieurs.

Dans cet ordre d'idées on peut dire aussi que les
liqueurs à essences, l'absinthe surtout et de beaucoup,
offrent toute une série de dangers les plus grands avec
effets délétères plus accentués.

Donc chez un héréditaire l'alcool, même en petite
quantité, amène des troubles graves et qui d'emblée peuvent aller très loin. Chez lui les troubles psychiques ouvrent prématurément la scène : diminution de l'intelligence, de l'acuité sensorielle, des sentiments affectifs,
insomnie, cauchemars, jalousie. Cette jalousie, que Krafft-
Ebing, nous l'avons vu, a trouvé dans une proportion de
80 pour 100 peut rester au second plan sur le même
niveau que des troubles concomitants, ou bien prendre
toute la scène et se développer bien au-dessus de tous les
autres symptômes. Alors « l'idée délirante, par combi-
naisons fausses, se consolide et s'élargit ». Comme nous
l'avons déjà dit « une absence de logique complète »,
préside à l'échafaudage de tout un système d'idées fausses.
De plus, s'il y avait déjà un peu de jalousie avant les
hallucinations, ces dernières lorsqu'elles apparaissent s'or-
ganisent « dans le sens de l'état mental antérieur ; la vue
surtout, puis l'ouïe » par hyperesthésie des centres corti-
caux. Tous les actes de la femme sont interprétés par le
malade comme des tentatives faites pour le tromper, ou
même comme des actes dont il est persuadé d'avoir été le
témoin.

Un autre motif de donner un corps plus solide à sa jalousie se présente encore dans ce fait que le mari, dont les organes génitaux sont excités au début par l'alcool, se montre brutal et exigeant, vicieux, et voit parfois sa femme, dégoûtée par ses vices ou son état d'ivresse, refuser le coït, d'où soupçons plus forts ; la femme se réserve pour ses amants et n'aime plus son mari, le déteste même, peut-être veut le faire disparaître, l'empoisonner.

Des idées obsédantes se créent alors, créations spontanées produites par l'excitation des centres représentatifs : le malade voit malgré lui, devant lui, se reproduire des scènes érotiques où figure sa femme et ses amants. Et l'envie d'actes de vengeance commence à germer dans son cerveau.

L'alcoolisme continuant, il se produit, après l'excitation génitale passagère du début, une faiblesse sexuelle, par dégénérescence des voies conductrices et du centre génito-spinal ou de l'écorce cérébrale, et même l'impuissance totale. Ces troubles des fonctions sexuelles, de même que ceux de la digestion, exercent une influence énorme sur l'état d'esprit, déjà très mauvais, du malade qui devient hypocondriaque et cela bien plus encore, s'il a eu la syphilis, ou une blennorragie, ou même des excoriations inoffensives ; toutes causes excellentes pour exacerber un état morbide chez un névropathe.

Le malade a des préoccupations génitales étranges, il se croit châtré, il voit des adultères, des viols, des actes de sodomie ou de pédérastie où il est en action, ou bien sa femme souvent.

A ce moment-là le sujet est dans un état mental de

dégénérescence complète, les sentiments affectifs n'existent plus mais « la jalousie des sens survit à l'amour » et nous avons vu déjà « que cette jalousie procède par accès, comme les images qui la suscitent ». « C'est une aliénation intermittente ».

Les impulsions motrices, les réactions violentes sont tout près de venir car, encore Bourget l'a dit : « Le meurtre vient des sens. La volupté qui n'est que physique est toujours près d'être féroce » ; et le psychologue ne parlait pas des alcooliques qui sont d'une irascibilité extrême, même pour des futilités.

Nous verrons à propos des considérations médico-légales les réactions de ces malades.

Voilà quel est le jaloux héréditaire, le dégénéré chez qui la jalousie a pris toute la place de l'état pathologique mental. « La jalousie et toutes autres passions qui excitent trop fortement le cerveau produisent la folie d'une manière aussi certaine que toutes les autres causes morales connues ».

Chez les prédisposés simples il faut un usage et un abus bien plus grand, bien plus long de l'alcool, en un mot il faut de l'alcoolisme chronique pour arriver à des résultats à peu près identiques aux précédents, mais cependant distincts par certains points de détail.

Ici les troubles physiques s'établissent bien avant les troubles psychiques ; les tremblements, les hypo-hyperesthésies, les grandes déterminations viscérales (névroses, paralysies, gastrites, cirrhoses) sont plus fréquentes, plus graves aussi que chez les dégénérés. Le malade est déprimé, préoccupé, se tient à l'écart et se montre plein de défiance pour tout ce qui se passe autour de lui et pour ce qu'il accomplit lui-même. Les troubles qui commencent à l'envahir ne font qu'accentuer sa stupeur.

Les idées de jalousie ne sont pas aussi accusées que chez les dégénérés héréditaires mais elles se produisent tout de même jusque chez des vieillards de 8o ans, chez qui, il est vrai, l'alcool a fait de plus profonds ravages, parce que l'âge et l'artério-sclérose diminuent le plus souvent le pouvoir éliminatoire.

Tous les symptômes viennent ensuite comme chez les dégénérés ; mais la systématisation se fait avec une bien plus grande lenteur et les impulsions motrices semblent, quelquefois seulement, pas toujours, avoir moins d'impérieuse nécessité.

Les intermédiaires aux dégénérés héréditaires et aux alcooliques chroniques (Magnan et Sérieux) nous sont fournis par les sujets qui tout en n'ayant pas d'hérédité bien nette ont des *causes prédisposantes subjectives* ; impressionnabilité, intelligence et affection vives, égoïsme, orgueil, ambition, amour. Ils se mettent à boire, et l'alcool immédiatement produit des changements de caractère très profonds. Le malade devient triste, mélancolique, il ne sait pas résister à son besoin d'intoxication qui de plus en plus le fait devenir ombrageux, exalté ; il cherche en dehors de lui l'explication de son irrégularité mentale et c'est le plus souvent la femme ou la maîtresse qui la fournissent ; le délire de jalousie est déclaré et se déroule avec toutes les complications déjà énoncées plus haut, sauf quelques nuances de plus ou moins grandes atteintes, de plus ou moins de force des symptômes.

Voilà brièvement énoncée la pathogénie du délire de jalousie telle que nous la comprenons.

Il nous paraît utile de faire maintenant une importante digression.

La jalousie morbide peut se rencontrer, se développer chez des individus bien différents. Nous tenons à préciser un peu sur ce point.

Il ne faudrait pas croire que seuls peuvent être des jaloux morbides ceux dont la jalousie extrême, violente, est fondée sur des soupçons injustifiés, sur des actes imaginaires. Beaucoup sont certainement ainsi : leurs femmes ont toujours mené une existence régulière, ne les ont pas trompés, cependant ils sont jaloux, font de vifs reproches, des scènes tumultueuses, accomplissent des crimes.

Mais souvent aussi, la jalousie du sujet, ses plaintes sur le compte de sa femme, ne sont pas du tout vaines. Le mari est trompé réellement. Il n'y en a pas moins jalousie morbide. L'intensité toute spéciale des sentiments du malade, ses récriminations exagérées, les scènes de violences auxquelles il se livre, principalement ses réactions, tout porte la marque d'une mentalité profondément atteinte, déséquilibrée.

Enfin, on peut se trouver en présence, plus rarement, il faut l'avouer, de cas de *jalousie morbide rétrograde*.

Un homme, pour des raisons quelconques (souvent pour la satisfaction de ses vices, et alors la jalousie peut être terrible) épouse une femme qui a eu des amants. Le nouveau mari connaissait cette particularité, n'avait jamais été jaloux, et s'est décidé en pleine connaissance de cause. Brusquement, après le mariage, l'homme est torturé par le souvenir de ce que fut autrefois sa femme pour ses amants, il devient jaloux, féroce parfois parce qu'il est tenaillé jusque dans les moelles, dominé par la volupté purement physique ; c'est de la jalousie morbide rétrograde. Toute l'évolution pathologique gravite autour de ce trouble mental. Les conséquences, les réactions sont semblables à celles des autres jaloux, il est inutile d'y revenir.

Nous n'avons jusqu'ici parlé que des hommes parce que c'est en majeure partie chez eux que l'on trouve les alcooliques. Chez les femmes, lorsque le délire de jalousie, la jalousie morbide, s'établit et évolue, c'est avec une grande vigueur, une ténacité profonde par le fait d'un nervosisme plus grand et d'une gravitation plus absolue du caractère autour du système génital. « Toute la vie de la femme est dans son petit bassin », a dit M. le Pr Debove, paraphrasant le mot célèbre de Michelet : « La femme est une matrice servie par des organes ».

Au moment de la ménopause, d'après Schüle, ce délire de jalousie pourrait être d'abord créé par une hystérie passagère qui amènerait l'insensibilité au coït et ferait ainsi croire les hommes impuissants. Cet état pourrait être entretenu, accru par un alcoolisme survenant ou établi depuis longtemps. Les femmes sont alors extrêmement jalouses et accusent leurs maris de toutes sortes d'infidélités, que l'enquête seule peut faire découvrir comme absolument imaginaires. Les femmes n'éprouvent plus, ainsi que l'homme, d'ailleurs, après l'excitation du début, aucune volupté au coït ; leur puissance sexuelle n'est pas toujours abolie comme chez l'homme, mais selon les circonstances, ces femmes deviennent libidineuses tout en n'éprouvant aucune satisfaction dans l'acte sexuel. Le résultat de l'émotion sexuelle non apaisée par une satisfaction temporaire consiste en une surexcitation de la sphère génitale et plus tard en une surexcitation de tout le système nerveux. « La non-satisfaction de l'instinct peut ici provoquer un véritable rut allant jusqu'aux états de satyriasis, de nymphomanie, ou du moins donner lieu à des troubles hallucinatoires ». Ainsi s'exprime Krafft-Ebing et l'on comprend toute l'importance qu'ont chez la femme de semblables effets avec leur retentissement sur leur état de jalousie morbide.

Nous n'avons qu'à ajouter ici ce qui termine les quelques lignes consacrées au résumé clinique. Il peut y avoir orientation vers un mieux, vers la guérison ; ou vers le plus mal, vers la démence, et cette dernière terminaison est la plus fréquente pour les dégénérés héréditaires.

CONSIDÉRATIONS MÉDICO-LÉGALES

On a vu dans quelques-unes des observations que nous avons citées, que très fréquemment la réaction violente du délire de jalousie morbide amène des crimes. On fait sur leurs auteurs des expertises médico-légales pour connaître dans quelles conditions et pourquoi le meurtre a été accompli. « L'acte lui-même entre peu dans l'opinion du médecin, dit M. le Pr Brouardel, tandis que pour le juge l'acte est tout, avec tous les antécédents judiciaires dont il tient compte. Pour nous, au contraire, il n'importe pas tant de savoir quel acte a été commis, mais qui a commis cet acte ».

Tardieu, au sujet de l'alcoolique, s'exprime ainsi : « Le délire alcoolique au point de vue médico-légal ne diffère pas des autres délires ».

Le meurtre est accompli, en général, soit après des hallucinations nombreuses qui ôtent au malade toute liberté de jugement sain et c'est presque comme en état de légitime défense que le délirant se considère, soit après des excès de boissons, notamment liqueurs à essences (telles que l'absinthe, le vermouth). Il se produit alors comme une sorte de vertige spécial, d'attaque comparable à l'épilepsie avec des impulsions irrésistibles au meurtre.

M. Motet dans une communication à l'Académie de médecine en 1885, au sujet d'une femme alcoolique chronique, probablement jalouse, qui avait assassiné son mari, écrivait ceci : « Il existe une classe d'aliénés chez lesquels le trouble mental rémittent ou continu présente par accès des exacerbations violentes. Un élément surajouté, l'état convulsif, met tout à coup en jeu des forces aveugles et l'impulsion éclate, brutale, irrésistible. Les épileptiques soit au début, soit à la fin du mal comitial, qu'il se traduise par la grande attaque ou par le simple vertige, représentent le type de ces entraînements soudains ».

M. le Dr Paul Garnier écrit : « Dans son délire, l'alcoolique est avant tout un tragique qui édifie de toutes pièces un roman où tout est horrible, terrifiant, et dont il est le plus souvent le héros aux multiples et étranges transformations ».

On peut ajouter à tout cela que ces malades ont une tendance pathologique à s'irriter pour les causes les plus futiles. De plus on trouve chez eux une diminution parfois stupéfiante des sentiments naturels et moraux et assez souvent de la perversion morale, enfin une déchéance absolue. La volonté est très atteinte, le malade est malléable comme la cire et se laisse diriger par les impressions qu'il ressent.

C'est là l'état moral complet des criminels et tout à coup le drame éclate.

« A considérer la facilité avec laquelle l'explosion se produit, en bien des cas, on peut conclure que l'arme était toute chargée et que l'alcool en intervenant n'a joué que le rôle du doigt qui presse sur la détente » (P. Garnier).

C'est, d'une façon saisissante, l'état des dégénérés héréditaires alcooliques avec leurs réactions brusques et terribles.

Les émotions qu'éprouvent ces individus sont tout à fait spécialement reçues et ont des effets singuliers. « Le mode d'émotion, dit Krafft-Ebing, dépend naturellement de la nature de la représentation qui affecte l'individu et de l'état de conscience qu'il a de lui-même ». En somme, le criminel est surtout, dans ses réactions, un criminel instructif, un impulsif.

M. le Dr Régis dit : « Dans les folies partielles, c'est l'homicide qui domine et on peut dire que c'est dans cette forme morbide qu'il est le plus fréquent ».

Les persécutés sont, avec les jaloux morbides, de tous les aliénés les plus dangereux. Ils arrivent très vite au meurtre contre des ennemis fictifs, des persécuteurs imaginaires.

Les persécutés hallucinés fondent toutes leurs actions sur leurs hallucinations, surtout celles de l'ouïe. Les persécutés raisonnants (Régis) échafaudent sur une circonstance plus ou moins saillante de leur vie tout un système de conceptions délirantes, parfaitement cohérentes et défendues par eux avec conviction.

Une large part des crimes pathologiques, des faits divers, reviennent aux persécutés, aux jaloux en première ligne. Ils raisonnent leur délire, méditent et accomplissent, soit à froid, soit sous l'empire d'une excitation passagère, le crime qu'ils ont conçu.

Chose curieuse, cependant, ce sont ces malades, les plus mauvais de tous, qu'il est le plus difficile de faire accepter comme tels par les magistrats et par le public, et c'est là une tâche très difficile pour le médecin-expert.

Souvent, en effet, on serait tenté de confondre les crimes passionnels purs et simples avec les crimes des délirants pathologiques. La vie antérieure du meurtrier, ses habitudes, son état spécial vis-à-vis de l'alcoolisme fournissent de précieux renseignements pour élucider la question. Les circonstances au milieu desquelles le drame s'est déroulé, les détails du forfait ont une allure propre, spéciale pour le crime passionnel et pour le crime pathologique d'un jaloux. L'attitude du meurtrier est enfin très importante à considérer et à analyser avec soin,

Il nous paraît important de citer à ce point de vue le cas remarquable suivant extrait de l'un des derniers volumes de M. le Dr Garnier, très autorisé en la matière :

LE CAS DE P.-M... H...,

« Le 28 juin 1892, je fus commis par M. Poncet, juge d'instruction, à l'effet de procéder à l'examen d'un nommé H... Pierre, domestique âgé de 43 ans.

« Dans la soirée du 24 juin, H..., *sorti depuis la veille*, de l'asile de X..., frappait sa femme de huit coups de couteau. Lorsque le commissaire de police pénétra, quelques instants plus tard, dans le logement des époux H...., il trouva le meurtrier aussi peu ému que possible. Tranquillement couché, il répondit, sans consentir à se déranger, au magistrat qui lui désignait le cadavre : « Si elle est crevée tant mieux ; c'est elle qui m'a fait enfermer à Sainte-Anne, alors que je n'étais pas fou. Je l'ai frappée avec ce couteau qui est là, sur la table, et je recommencerais sans regret. J'en mangerais même un morceau, parce qu'elle m'en a trop fait !... *Elle se faisait caramboler* par les autres avec mon argent ».

« La veille, H... avait quitté l'asile d'aliénés sur un certificat du chef de service qui avait pensé que l'amélioration survenue dans l'état de son malade était suffisante pour autoriser sa mise en liberté.

« H... est un homme de stature moyenne, brun, de constitution vigoureuse ; sa physionomie est vive, mobile ; l'expression en est extrêmement résolue et énergique. Le regard a cette dureté et cette étrange intensité d'éclat qu'on retrouve chez beaucoup d'aliénés. Il y a, là, comme une manifestation permanente de cette excitabilité cérébrale qui s'affirme complètement, à certains moments, par les propos que tient l'inculpé, par le ton incisif, tranchant, qu'il y apporte, et par tout l'ensemble de son attitude.

« On n'a que des renseignements vagues sur la première enfance de H... et sur ses antécédents héréditaires. Toujours est-il qu'on ne signale pas de cas de maladie mentale ; son père est un cultivateur qu'on ne représente point comme un buveur. Sur sept enfants, H... est le seul dont les facultés intellectuelles soient altérées.

« Adolescent, il fut occupé aux travaux des champs et on ne songea point à l'envoyer à l'école ; il est resté complètement illettré.

« En 1870, il prit part à la guerre franco-allemande. Libéré du service militaire, il retourna au pays natal où il continua à travailler à la culture. Vers 1875, il vint se placer comme domestique à Paris. Partout où il passa, il fit preuve d'un caractère exalté et violent. Il avait, depuis quelque temps, contracté des habitudes alcooliques qui motivèrent souvent son renvoi. L'un de ses anciens maîtres nous a parlé de H... en ces termes : « H... est un homme d'une intelligence assez bornée et d'un caractère très exalté. Il se livrait habituellement à la boisson et je fus obligé de le congédier. Il avait fait la connaissance, chez moi, d'une brave fille qui servait comme cuisinière... Cette malheureuse s'était attachée à lui ; elle quitta mon service pour l'épouser, lorsque je le renvoyai. *Elle connaissait sa passion pour l'alcool et s'imaginait qu'à force de dévouement elle le guérirait...* C'est toujours ce qu'elle me répondait quand je lui représentais qu'elle faisait une folie. »

« H..., après s'être marié, a trouvé une place chez un entrepreneur ; un jour, dans un délire alcoolique, il tenta d'étrangler sa femme et sauta par une fenêtre. A dater de ce moment, il a été enfermé comme fou à plusieurs reprises. Sa femme, qui n'était ni jeune, ni jolie, a toujours eu une conduite absolument à l'abri de tout reproche. Elle était très attachée à son mari, était prévenue du danger qu'elle courait avec lui, mais déclarait toujours qu'elle ne l'abandonnerait jamais.

« Il est bon de noter que lorsque H... fut interné en

février 1891, ce fut, non sur la demande de sa femme, mais sur le certificat du médecin dans le service duquel il avait été envoyé, à l'hôpital Necker, pour délire alcoolique. Cette particularité vaut la peine d'être relevée ; car, un des griefs de H... contre sa femme est le rôle imaginaire qu'il lui attribue dans la mesure de l'internement. Il fut remis en liberté après trois mois de séjour à l'asile.

« Placé, une seconde fois, au commencement de 1892, pour un nouvel accès de folie alcoolique, H... s'était peu à peu calmé sous l'influence du régime et d'une tempérance forcée. Son attitude tranquille inspira confiance au point qu'on se décida à l'employer à diverses petites besognes qui lui auraient fourni, pour s'évader, des facilités dont il ne songea pas à profiter. Sa femme venait le visiter assez fréquemment. Enfin, le 23 juin, elle se rendit à l'asile pour chercher son mari, conformément à l'avis qu'elle avait reçu de la direction de l'Etablissement... Quelques heures plus tard, elle était frappée mortellement et H... va nous dire, d'une manière très délibérée, les mobiles de son crime.

« Lorsque je le visite à Mazas, il a le ton, l'assurance d'un homme fort de son droit et convaincu d'avoir agi ainsi qu'il devait le faire... « Je ne regrette rien, me dit-il ; ce serait à faire, je le referais ! »

« Très animé, il entame un chapitre de violentes récriminations contre sa victime... Il s'apercevait bien qu'elle ne venait le voir qu'à contre cœur, à l'asile... Et puis, elle avait une *mine très fatiguée qui lui paraissait tout à fait louche*... Il a flairé des « manigances » de la part de cette femme qui l'avait fait enfermer ;... évidemment, c'était pour se débarrasser de lui et faire ses petits coups, tout à son aise... Aussi, quand il quitta l'asile, en compagnie de sa femme, *il était décidé à avoir l'œil...*

« Maussade, taciturne, il consent à peine à échanger, de loin en loin, quelques mots brefs avec sa compagne qui s'inquiète affectueusement de sa mine sombre et farouche. « C'est bon... c'est bon ! » se borne-t-il à lui répondre.

« On arrive à Paris. Au moment de pénétrer chez lui, H... trouve un prétexte pour ne pas entrer. Il veut, dit-il, aller chercher du tabac. Dans la soirée, il se montre enfin au domicile conjugal. Tout ce qu'il y voit lui semble suspect. Des voisins sont venus pour le féliciter de son retour. Dans leurs paroles, il croit discerner des railleries, des sous-entendus. On va se mettre à table. Mais H..., dont les défiances s'avivent d'instant en instant, décide *qu'il ne dînera pas là.* Et, à l'étonnement de tous, en effet, il s'éloigne et va prendre son repas dans un restaurant qu'il choisit très éloigné de sa demeure. Les larmes de sa femme l'avaient laissé totalement insensible ; les conseils, les reproches de ses amis l'avaient irrité.

« Assez tard dans la soirée, H... regagne son logement ; sa femme s'étonne de sa conduite, sollicite des explications : « C'est bon ? c'est bon ! » répond-il toujours. La nuit, il n'eut pas de sommeil. A la première heure, le lendemain, il est debout et va errer dans Paris et *prend ses repas hors de chez lui.* Le soir, il reparaît et comme sa femme lui dit : « Voyons, Pierre, tu ne vas pas continuer à faire le fou ! », sa fureur, contenue depuis 24 heures, se déchaîne.

Il saisit un couteau et frappe à coups redoublés et lorsque sa victime, dans un râle, lui crie : « Pierre, tu me tues, Pierre, je suis morte ! », il replonge son arme dans la poitrine en disant : « Tu n'es pas encore morte, puisque tu cries ! »

« Rien ne peut rendre l'expression de joie féroce qui anime le regard du meurtrier, lorsqu'il me rend compte de cette scène tragique qu'il mime avec une extraordinaire vivacité de gestes. Il a la représentation mentale bien nette du crime et il est manifeste que cette évocation complète lui procure une jouissance. Il traduit cette satisfaction par cette phrase significative : « *Je n'ai jamais dormi si tranquillement que depuis que j'ai tué ma femme.* Ah, je savais bien, à l'asile, qu'elle me trompait, la g...; voyez-vous, j'aurais dû la tuer le lendemain de mes noces. » Il nous fait entendre, sans plus vouloir s'expliquer, qu'il n'eût pas été prudent pour lui de prendre ses repas à la maison. La crainte d'un empoisonnement le hantait évidemment.

« Les habitudes d'intempérance de H... étant connues, il était naturel de se demander si le meurtre n'avait pas été accompli sous l'influence d'une surexcitation ébrieuse. Cette hypothèse que rien ne vient appuyer doit être écartée. H..., dans la journée du 24 juin, journée passée entièrement hors de chez lui, avait bien absorbé, de droite et de gauche, quelques verres de vin. Mais il n'était point en état d'ivresse au moment où il a regagné son domicile. La précision de ses souvenirs indique qu'il n'était point obnubilé par l'ivresse. Il a tué sous l'empire d'une *idée fixe ;* cela est certain. La question est de savoir si cette *idée* est nettement pathologique.

« Peut-il être admis que le meurtrier a simplement obéi à une impulsion passionnelle, engendrée par la colère et la jalousie ? Combien différente serait aujourd'hui l'attitude de H... s'il avait cédé à un emportement purement passionnel !

« L'étude de sa personnalité morale, antérieurement aussi bien que postérieurement au meurtre, montre quels en sont bien les mobiles. H... n'est pas seulement un homme haineux et féroce ayant donné libre cours à ses ressentiments et à sa fureur, dans une crise d'exaspération passionnelle, c'est un aliéné ayant agi sous l'impulsion directe de ses convictions morbides. Maladivement persuadé que sa femme le trompait, convaincu qu'il devait à celle-ci et non à ses accès alcooliques d'avoir été interné, il entretenait, depuis longtemps, des idées de vengeance qu'il dissimulait avec soin. Aujourd'hui, il montre cette assurance sincère de l'aliéné qui a le sentiment de s'être érigé en justicier. Essaie-t-on de lui représenter que sa femme était sans reproches, il ricane, et s'emporte tout de suite en invectives contre elle. « Ah, la coquine ! elle savait tromper son monde, mais moi, je sais ce que je sais ! » H... s'en tient à ces allusions ; il est incapable de formuler aucun accusation tant soit peu vraisemblable contre sa victime.

« On ne trouve pas chez lui les symptômes qui caractérisent les formes aiguës de l'intoxication alcoolique ; il n'en a pas les hallucinations terrifiantes. Il a quelques cauchemars, mais ses nuits ne sont point véritablement agitées. Les mains tremblent un peu.

« Lorsqu'on analyse avec soin l'état moral de cet

homme, on s'assure que son discernement est faible. Sous les apparences d'un individu aux allures décidées et cassantes, au verbe haut, c'est un être en somme assez borné.

« C'est sur ce terrain — et il en est presque toujours ainsi — que l'alcool, après avoir provoqué deux ou trois crises délirantes aiguës, a fait germer lentement et a développé des idées erronées, des interprétations imaginaires et, enfin, a suscité cette jalousie si ordinaire chez les buveurs d'habitude. H... est ainsi devenu un aliéné persécuté d'une espèce à part, mais dont les exemples augmentent chaque jour de fréquence, c'est-à-dire un persécuté homicide chez lequel l'alcool, dans son action excitante et pathogène, a rencontré la complicité d'une prédisposition.

« Il n'est guère de malades pouvant prêter à plus de difficultés dans l'appréciation réelle de leur état, et c'est ainsi qu'on s'explique qu'il ait pu être mis en liberté à un moment où, loin d'être guéri, il s'absorbait dans ses préoccupations morbides et ruminait des projets de vengeance.

« En effet, lorsque les accidents aigus appartenant en propre à l'agent éthylique ont disparu, on peut penser à une amélioration réelle, et cela d'autant mieux, que ces alcoolisés, à forme subaiguë, dissimulent souvent leurs convictions maladives et se montrent sous des apparences pacifiques.

« Il y a certainement chez H... un fond mauvais, un caractère méchant, soupçonneux et violent, que la folie alcoolique n'a fait qu'exploiter pourrait-on dire. Il est rare, en effet, que l'aliéné homicide adopte une attitude aussi révoltante pour parler de son crime ; il se borne généralement à le légitimer par l'énoncé de griefs appelant une solennelle protestation.

« Quoi qu'il en soit, aucun doute ne paraît possible sur l'interprétation des mobiles qui l'on poussé au meurtre, mobiles absolument pathologiques.

« L'acte accompli par H... est sous la dépendance directe d'un délire caractérisé par des idées de persécution, délire dont la cause est à rechercher dans l'alcoolisme et dans une prédisposition originelle.

« Il est aujoud'hui superflu de dire que H... est un aliéné essentiellement dangereux. Si la société ne peut le punir, voyant en lui un malade fait pour l'asile et non un coupable ordinaire, elle a le droit et le devoir de réclamer contre des mesures de plus grande sécurité. Ce n'est pas assez dire qu'il doit être interné, il est nécessaire d'ajouter qu'il doit être maintenu à l'asile dans des conditions d'exceptionnelle surveillance.

« H... a été réintégré à l'asile. Je n'ai plus entendu parler, depuis lors, de cet aliéné homicide.

« Je veux bien croire qu'on n'autorisera pas de sitôt sa mise en liberté. »

H..., à Bicêtre où il était interné, et où il est sans doute encore, a tenté le 6 décembre 1897, d'assassiner M. le Dr Charpentier, heureusement secouru.

Depuis M. le Dr Marandon de Montyel a écrit sous le titre de : « Le cas de Pierre-Marie-Hervé » un long mémoire où l'opinion et le rapport de M. le Dr Garnier sont vivement discutés. Nous avons tout de même cru devoir citer Pierre-Marie-Hervé parmi les alcooliques jaloux poussés par leur délire jusqu'au meurtre.

5.

CONSIDÉRATIONS THÉRAPEUTIQUES

En premier lieu il importe de mettre le malade dans l'impossibilité de céder à ses réactions, l'isolement dans un asile d'aliénés s'impose donc d'urgence dans la majorité des cas.

S'il est permis de reculer devant l'internement d'un alcoolisé en proie à un accès de délire alcoolique simple et transitoire (Lasègue, Motet, Garnier) ; on ne doit jamais hésiter à éloigner de leur milieu les alcooliques chroniques atteints du délire de persécution et de jalousie.

D'ailleurs, l'opportunité d'une pareille intervention est d'autant plus justifiée qu'il est très difficile, hors de l'asile, d'éloigner l'alcoolique de son vice familier et aussi de le faire bénéficier du traitement hygiénique et moral qui lui convient.

Une fois ces précautions prises, on aura recours à l'abstinence forcée de l'alcool comme dans les autres manifestations délirantes de l'alcoolisme ; le repos au lit en même temps donne d'heureux résultats. On obtient ainsi en général une atténuation marquée des troubles cérébraux. Il est remarquable en effet que sous l'influence de ces pratiques d'hygiène, aidées et complétées par le régime lacté, les idées morbides de jalousie se dissipent parfois assez rapidement. Les hallucinations, surtout auditives, sont en général plus tenaces et ne cèdent que lentement, mais quand elles commencent à s'atténuer, les idées de persécution ne tardent pas à rétrocéder. C'est à ce moment, et quand la période la plus aiguë est passée, qu'on doit recourir au traitement moral souvent efficace chez ces individus à volonté affaiblie et qui consistera à faire comprendre à l'alcoolique qu'il est le jouet d'hallucinations et de conceptions erronées, à le rassurer en l'encourageant à combattre lui-même les troubles sensoriels par le raisonnement.

Les autres indications sont les mêmes que pour le délire subaigu.

Quand l'affection devient chronique et se termine par la démence, ce qui est fréquent, on se contentera d'une thérapeutique très discrète dont les soins hygiéniques feront les principaux frais.

CONCLUSIONS

I. — Les idées de jalousie sont fréquentes dans les différentes formes de l'alcoolisme et notamment dans l'alcoolisme subaigu et chronique.

II. — Elles surviennent, soit d'une manière précoce chez les dégénérés héréditaires à l'occasion d'excès alcooliques transitoires ou prolongés, soit d'une manière insidieuse et tardive chez les prédisposés simples susceptibles de faire les frais d'une longue intoxication alcoolique sans présenter au début des troubles psychiques.

III. — La pathogénie exacte de la jalousie morbide des alcooliques (hormis la notion d'hérédité) est imputable surtout aux perturbations génésiques causées par l'abus des boissons alcooliques et à l'abaissement des facultés morales et affectives du sujet.

IV. — Un des caractères cliniques les plus remarquables du délire de jalousie alcoolique, consiste dans l'absence complète de logique des conceptions morbides (Joffroy); puis viennent leur ténacité et leur combinaison fréquente avec des idées de persécution véritable. A ce titre le délire de jalousie des alcooliques mérite parfois d'être considéré comme une véritable variété clinique du délire de persécution.

V. — Les alcooliques jaloux sont des malades extrêmement dangereux dont la séquestration dans un asile d'aliénés s'impose d'urgençe dans l'énorme majorité des cas, si l'on veut éviter des actes délictueux ou criminels et pouvoir utilement traiter le malade.

VI. — Au point de vue du traitement, l'internement, combiné avec l'abstinence absolue des alcools et le traitement moral, peut assez souvent exercer une heureuse influence et parfois amener la guérison.

BIBLIOGRAPHIE

ANTHEAUME. — De la toxicité des alcools. *Thèse*, Paris, 1897.

Archives d'anthropologie criminelle, mars 1899.

BALL. — Leçons sur les maladies mentales (1890).

BALLET. — Le délire de persécution alcoolique systématique. *Leçons de Sainte-Anne*, 1893.

BOURGET. — Physiologie de l'amour moderne.

BROUARDEL. — L'aliénation mentale et la médecine légale. *Gaz. des hôp.*, novembre 1896.

COLOLIAN. — Les alcooliques persécutés. *Thèse*, Paris, 1898.

CULLERRE. — Traité des maladies mentales, 1890.

DAGONET. — Étude clinique sur le délire de persécution. *Ann. méd. psych.*, septembre et octobre 1890.

DANVILLE. — Psychologie de l'amour.

FALRET. — De la séquestration des alcooliques. *Soc. méd. psych.*, 1872.

GARNIER (Paul). — La folie à Paris, 1890.

— Internement des aliénés (thérap. et législ.), 1898.

ISCOVESCO. — Contrib. à l'ét. des idées de jalousie dans le délire alcoolique. *Thèse*, Paris, 1898.

JOFFROY. — Alcool et alcoolisme. *Gaz. des hôp.*, 1895.

— Causes de l'alcoolisme et moyens de le combattre. (Leçon du 10 juin 1896. *Gaz. hebd. de méd. et chirurgie*, novembre 1896.

JOFFROY.— Les hallucinations unilatérales. *Leçon Sainte-Anne,* 1894.

KRAFFT-EBING. — Traité clinique de psychiatrie (trad. Laurent).

LANCEREAUX. — Alcoolisme. *Dict. Déchambre.*

MARCEL. — De la folie causée par l'abus des boissons alcooliques. *Thèse,* Paris, 1847.

MAGNAN. — Leçons cliniques sur les maladies mentales, 1897.

MAGNAN et SÉRIEUX. — Traitement des buveurs d'habitude. *Méd. moderne,* 1895.

MANTEGAZZA. — Physiologie de l'amour.

MOREL.— Traité des dégénérescences de l'espèce humaine, 1857.

MOREAU (Paul). — La folie jalouse.

NASSE. — *Allgemeine Zeitsch. für Psych.*

RÉGIS. — Manuel pratique de médecine mentale, 1892.

RIBOT. — Psychologie des sentiments.

RICHET. — *Dictionnaire physiologique* (parcim).

ROUX (Joanny). — Psychologie de l'instinct sexuel.

SAVAGE. — *Insanity.* Philadelphie, 1890.

SCHÜLE. — Traité des maladies mentales (trad. Dagonet).

SERRÉ. — Crimes et délits dans le délire alcoolique. *Thèse,* Paris, 1896.

SPINOSA. — Ethique. Partie III, proposition XXXV.

TABLE DES MATIÈRES

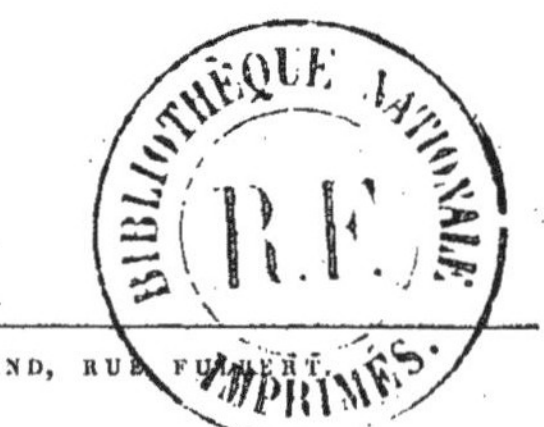

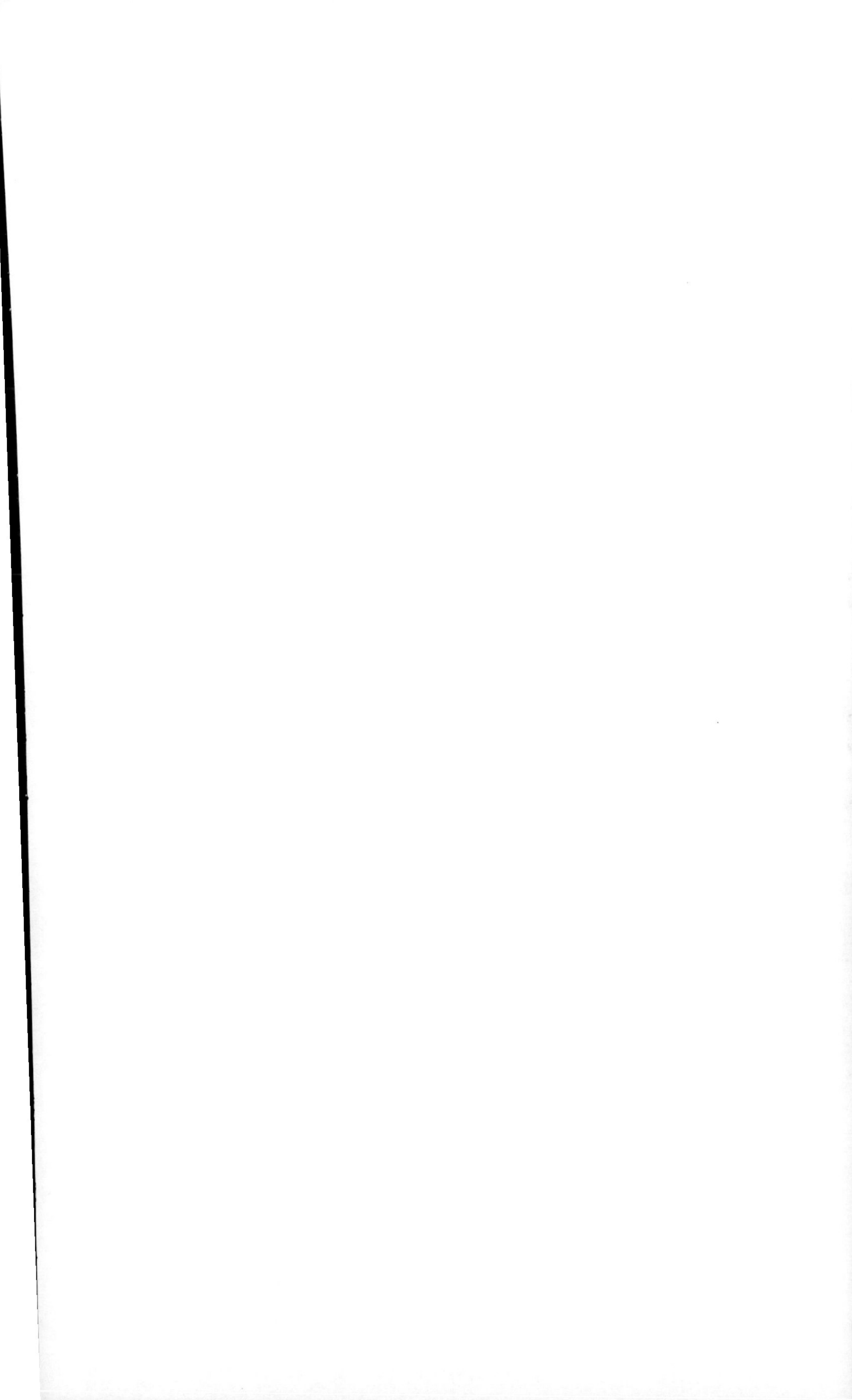